자기최면
다이어트

자기최면
다이어트

**다이어트는 몸이 아니라
뇌가 하는 것이다**

얀 베커 지음
한윤진 옮김

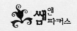

프롤로그 | **다이어트의 시작은
현재의 나를 인정하는 것부터**

지난 몇 년간 힘든 나날을 겪은 한 젊은이가 속세를 떠나 은거하는 승려가 되기로 결심했다. 그는 시끄러운 도시와 멀리 떨어져 깊은 산속에 있는 아름다운 사찰을 발견했다. 사찰 근처에서 매일 명상하기에 안성맞춤인 동굴도 찾았다. 모든 것이 일사천리로 완벽하게 진행되는 것 같았다. 하지만 그로부터 몇 주가 흐르고 문제가 발생했다. 머릿속에 옛 연인들에 대한 생각이 떠오른 후 사라지지 않는 것이다.

'새로운 연인이 생겼을까? 그녀들도 나를 떠올릴까?'

갑자기 그녀들이 잘 지내는지 안부가 궁금했다. 무엇보다 가장 곤욕인 것은, 그녀들과의 달콤하고 짜릿했던 은밀한 순간들이 머릿속을 떠나지 않는 것이었다. 수도에 정진해야 하는 승려에게 이보다 더 부적절한 생각이 또 있을까! 명상 내내 이런 생각들로 머릿속이 복잡해진 그는 좀처럼 어지러워진 마음을 비우지 못했다.

"아……. 제발 좀 그만해!"

마음을 어지럽히는 불순한 생각을 향해 외쳐보았지만 번민은

4   자기최면 다이어트

조금도 사라지지 않았다. 오히려 반대로 더욱더 심해져서 아예 머릿속에 영화관을 차릴 기세였다. 이런 날들이 계속되자 하늘에 도와달라고 기도해야 할 정도로 좌절감에 빠졌다.

그러던 중 좋은 아이디어가 떠올랐다. 생각을 떨쳐버리지 못할 바에는 차라리 오후에 1시간씩 시간을 정해 이런 불순한 생각을 하기로 결심한 것이다. 그러면 나머지 시간만큼은 오롯이 호흡과 명상에 집중하며 평정심을 되찾을 수 있을 것 같았다. 그는 바로 다음 날부터 실행에 옮겼지만 즉각적인 효과는 없었다. 도리어 아침부터 온종일 음란한 생각에 빠져들고 말았다. 떨쳐버리려 노력할수록 더 찰싹 달라붙어 뇌리에서 떠나지 않았다.

크게 상심하고 좌절해 아무것도 할 수 없었던 그는 어떻게든 문제를 해결해보겠다는 의지마저 내려놓고 아무것도 하지 않은 채 고요함 속에 가만히 머물렀다. 마침내 그는 자신이 진정으로 원하는 바가 무엇인지 통찰하는 순간에 이르렀다. 그러자 긴장이 풀어지며 전혀 예상치 못한 일이 일어났다. 지금까지 그의 머릿속을 가득 채우던 여인들이 연기처럼 사라진 것이다. 이제 그의 머릿속은 바람 한 점 불지 않는, 거울처럼 맑고 잔잔한 아침의 호수처럼 평온해졌다. 드디어 그는 어떤 방해 없이 명상에 매진할 수 있게 되었다.

최근 접했던 이 짧은 이야기에 나는 완전히 매료됐다. 이야기에는 오늘내일만으로 목표를 이룰 수 없다는 보편적 진리가 담겨 있다. 이야기 속 승려처럼 만사가 일사천리로 순조롭게 진행되는 것 같다가도 어느 순간 깊이 고민하고 검토해야 하는 문제가 발생하기도 한다. 충분히 일어날 수 있는 현실적인 이야기다. 이런 상황에 처했을 때 그저 현실을 외면하는 것으로는 아무것도 해결할 수 없다. 그러나 사람들은 목표 달성을 위한 전략으로 흔히 '회피'와 '금지'를 선택한다. 평소 운동을 조금도 하지 않던 사람이 마라톤에 참가하고픈 마음에 갑자기 강도 높은 훈련에 돌입한다면 어떻게 될까? 아마도 지옥이 따로 없다고 느낄 것이다. 그렇게 운동을 하다 갑자기 인대가 끊어지는 건 아닐는지 걱정에 휩싸이게 될지도 모른다.

다이어트를 하려는 경우도 그렇다. 지금까지 살면서 아무 걱정 없이 음미하며 즐기던 모든 산해진미를 외면하기 시작하고 결국 금지를 선언한다. 이야기 속 승려가 그랬듯 초콜릿과 아이스크림, 케이크 따위를 더러운 오물 취급하는 것이다. 그럴수록 내면의 식욕은 먹으라며 부채질하게 되고, 금지된 욕구와 매일 힘겨운 싸움을 이어가게 될 것이다. 내면의 의지를 전부 끌어모아 욕구를 거부한 대가로 꿈꾸던 몸매를 완성해 이 모든 고생을 보상받을 수 있을 것이라 기대한다. 하지만 안타까운 사실은 굶어서 뺀 살은 계속 유지되지 않는다는 점이다. 그렇게 빠진 살은 몇 달만 지나도 제자리로 돌아오기에 또 다이어트를 시작해야만 한다. 다이어트가 끝난 후 다시 시작되는 다른 다이어트, 그리고 또 새로운 다이어트……. 살아 있는 한 다이어트의 굴레는 무한히 반복된다.

이런 악순환에 질렸는데도 여전히 건강하고 매력적인 몸매를 만들겠다는 꿈을 포기하지 못하겠는가? 그렇다면 저 이야기 속의 승려처럼 해 보라. 그는 훌륭한 승려가 되겠다는 확고한 목표를 이루기 위해 완벽주의만 고수하던 욕심을 잠시 멈추고 내면의 욕망을 인정했다. 그러자 이제껏 그를 괴롭히던 모든 욕구가 덧없다는 것을 알게 되었다. 그렇게 한순간 모든 것이 제자리를 찾았다. 지금까지 격렬하게 싸워도 될까 말까 했던 것들이 사실 언제라도 마음만 먹으면 할 수 있다는 걸 깨달으면서 생긴 변화였다. 의식적으로 선택한 것에는 지원을 아끼지 않는 잠재의식이 원래 본분을 깨닫게 된 것이다.

건강하고 지속 가능한 다이어트도 마찬가지다. 굳이 힘을 들여가며 스트레스 받을 필요가 없다. 그러기 위해서는 마음의 상태를 깨닫고 도저히 포기할 수 없는 것이 무엇인지 제대로 짚어야 한다. 그리 어렵지 않다. 이 책에서 단계별로 소개하는 방법을 그냥 따라 오면 된다. 힘 들이지 않고, 스트레스 없이, 매력적인 내가 되는 여행을 시작하자!

얀 베커

차례

음원 활용법

이 책에 소개된 최면 유도문은
온라인에서 음원을 제공하고 있습니다.
본문의 QR코드를 스마트폰, 태블릿컴퓨터 등
스마트 기기로 스캔하면
해당하는 음원의 온라인 페이지로 이동할 수 있습니다.

음원은 신체의 이완 상태를 유도할 수 있어
가급적 편안하고 안정된 공간에서 사용할 것을 권합니다.
운전이나 활동량이 큰 운동 등의 경우에는
안전을 위해 사용하지 마십시오.

주의사항

이 책은 독자의 건강과 행복을 위한 정보를
제공하고 있습니다.
수록된 정보는 과학적이고 전문적인 지식을 바탕으로
정리되었으며 충분한 검증을 거쳤습니다.

이 책에서 소개하는 내용은
기본적으로 건강한 사람을 대상으로 합니다.
어떠한 경우에도 의사 혹은 기타 의학적 처방 권한이 있는
전문기관의 권고보다 우선할 수 없습니다.

1

다이어트는 몸이 아니라
뇌가 하는 것이다

이 책을 펼친 당신은 최면이 다이어트를 좀 더 쉽게 할 수 있도록 도울 거라고 기대하고 있거나 막연한 희망을 가지고 있을 것이다. 그렇다면 절대 실망하지 않을 것이다. 내가 이 책에서 말하려는 것은 모두 사실이다! 실제로 최면에는 당신이 목표로 삼은 체중을 현실로 만드는 잠재력이 있다. 최면은 조금의 거부감 없이 날씬한 몸을 위한 습관이 일상에 스며들도록 돕는다. 무엇보다 중요한 것은 지속적으로 유지된다는 점이다. 과장된 약속처럼 들릴지 몰라도 이는 분명한 사실이다. 앞으로 경험할 것들을 충분히 기대하고 미리 즐거워해도 좋다. 날씬하고 활력 넘칠 매력적인 외모, 전과는 확연히 달라질 새로운 인생을 상상하는 것이다.

묻지도 따지지도 말고 나의 안내를 따라주기 바란다.

먼저, 멋진 몸매로 변신할 미래의 자신의 모습을 떠올려보자. 상상만 해도 기분이 좋아지지 않나? 조금만 있으면 그 모습이 현실이 될 거라고 생각해보자. 상상에서만 존재했던 그런 멋진 몸매가 내 것이 된다니 생각만으로도 흐뭇하다. 방금 당신의 입가에 살포시 피어오른 미소를 느꼈는가? 이것이 박장대소하는 웃음이 될 때까지 의식적으로 확장해보자. 한술 더 떠서 "우와", "대단해", "최고”같은 감탄사를 섞어 소리 내 말해보자. 양팔을 쭉 펴고 크리스마스 선물을 받아 신난 아이처럼 그 자리에서 방방 뛰어보자. 춤추고 엉덩이도 흔들어보자. 이렇게 하는 이유는 곧 설명할 테니 소심하게 흔들지 말고 자신 있게, 적극적으로 해보는 것이다. 지금 버스나 지하철에 있어 차마 실행으로 옮길 수 없다면, 높이 뛰어오르며 환호하는 모습을 상상해보는 것도 좋다. 나도 모르는 사이 자꾸 올라가는 입꼬리가 느껴지는가? 점점 기분이 좋아지는 것 같지 않은가? 명치 아래서부터 기분 좋은 느낌이 간질거리며 피어올라 온몸으로 퍼지는 느낌이 들지 않는가? 이런 감정을 느꼈다면, 미션을 훌륭히 완수한 것이다.

▌상상에서 시작되는 변화

첫 번째 미션을 직접 수행해보니 어떤가? 이제 숨을 고르고 방금 느꼈던 감정의 여운을 음미해보라. 이것으로 당신은 최면의 첫 단계를 성공한 것이다. 몸과 마음이 하나 되는 체험을 해냈고 즐거움과 성공을 상상하는 것만으로 미소를 끌어냈다. 즐거워 뛰어오르는 행동이 의도적인 것이었더라도, 몸 구석구석 세포 하나하나까지 전율하게 만드는 즐거움을 극대화한 것이다. 느끼지 못했겠지만, 상상만으로 스트레스 호르몬 감소 같은 실질적인 신체 반응도 일어났다. 사실 과도한 스트레스 호르몬 분비는 비만의 핵심 원인 중 하나다. 따라서 최면으로 인한 호르몬 조절은 다이어트 중인 모든 이들에게 큰 도움이 된다. 즐거워 환호하는 동안 우리 몸에는 만족을 일으키는 호르몬인 세로토닌이 분비된다. 세로토닌은 식욕 억제라는 우리가 간절히 바라는 기능을 가지고 있다. 게다가 성장호르몬인 소마트로핀도 덤으로 얻을 수 있다. 이 호르몬은 면역 체계에서 중요한 역할을 맡고 있을 뿐만 아니라 건강에 해롭고 끈질기게 들러붙는 내장 지방을 억제한다. 이렇듯 의도적으로 기뻐하는 것만으로도 여러 면에서 다이어트에 도움이 된다.

여기서 끝이 아니다. 눈치채지 못했더라도 분명 여기에는 최면에 활용되는 규칙이 적용되어 있다. 최면 상태에서는 상상이 현실이 된다. 최면에 걸린 대상에게 "이제 당신의 팔은 굽혀지지 않습니다"라고 말하면 그의 정신, 좀 더 정확히 말해 잠재의식은 그 말을 곧이곧대로 받아들인다. 이런 식으로 잠재의식은 믿음, 행동 방식, 생각들을 새롭게 인식하고 분류한다. 그건 마치 아무나 들여보내지 않는 험상궂고 까칠한 문지기가 지키는 클럽의 출입문과 같다. 혼자서는 절대 통과하지 못할 것 같은 그 문도 문지기와 안면을 튼 단골과 함께 왔다면 무사통과다.

이런 방식으로 최면을 적극 활용해 다이어트를 하면 생각은 긍정적으로 흐르기 시작한다. 시작은 단 하나의 상상이면 충분하다. 날씬해진 몸매에 흐뭇함을 느끼며 행복해하는 나의 모습 말이다. 당신의 잠재의식은 단 0.5kg이라도 살이 빠지면 긍정적인 사고를 학습하게 된다. 거기에 건강한 생활 방식 등이 더해지면 다이어트는 훨씬 더 수월해진다. 그러면 당신의 잠재의식은 이렇게 생각할 것이다.

'역시, 된다니까!'

이 방법은 살을 빼겠다고 무리해서 운동을 한다거나 제 풀에 지쳐 중간에 포기하는 등의 부정적인 상황이 발생하지 않고 원만하게 진행될 때 극대화된 효과를 볼 수 있다. 이런 부정적인 것들은 잠재의식의 도움을 방해하는 원인이기 때문이다. 내가 이끄는 대로 제대로 실천만 한다면 자기최면 다이어트는 다른 방법에 비해 식은 죽 먹기나 다름없다.

'최면으로 살을 빼는 게 정말 가능할까?'라며 여전히 확신하지 못하는 독자들을 위해 최면 덕분에 위기를 넘겼던 나의 경험담을 소개하려 한다. 다음의 이야기를 통해 최면으로 무엇을 얻을 수 있을지 설명되리라 생각한다.

▌꿈을 현실로 만든 최면

대중에게 독심술사로 이름이 알려져 있던 2009년 무렵, 한 TV 프로그램에 출연하게 되었다. 거기서 나는 사회자가 머릿속에 떠올린 질문을 알아내서 그것에 답하는 미션을 받았다. 사회자는 분데스리가 축구팀인 보루시아 묀헨글라트바흐가 다음 경기에서 승리할 거라 생각하느냐는 질문을 머릿속에 떠올리고 있었다. 나는 카

메라를 바라보며 말했다.

"사회자님은 뮌헨글라트바흐의 다음 경기 결과를 어떻게 예상하는지 묻고 싶으셨군요. 저는 뮌헨글라트바흐가 승리할 거라 생각합니다."

이렇게 나는 사회자의 생각을 읽어 독심술을 증명했지만 이로 인해 의도치 않게 궁지에 몰렸다. 내가 사람의 마음을 읽을 줄 아는 건 분명하다. 그러나 미래를 읽지는 못한다. 드문드문 예감이 들 때도 있지만 결과는 반드시 확인해야 한다. 승리할 거라는 나의 말은 예언이라기보다 개인적인 소망이 담긴 염원에 가까웠다.

유치원에 다닐 때부터 뮌헨글라트바흐의 열렬한 팬이었던 나는 우리 팀이 이번 경기에서 승리하기를 간절히 바랐다. 당시 리그 순위에서 거의 바닥이었던 상황에서 이번 경기는 1부 리그 잔류를 결정짓는 중요한 경기였기 때문이다. 하지만 실상은 암울했다. 당시 팀은 연패를 기록하고 있었고 설상가상으로 상대는 우승 후보 0순위로 리그 선두를 달리고 있던 함부르크 SV였다. 여러 정황상 뮌헨글라트바흐가 승리할 확률은 제로에 가까웠다. 상황이 이런데도 나는 팬심에 눈이 멀어 어리석게도 비현실적인 예언을 하게 된 것이다. 솔직히 이성적으로는 정반대의 생각을 했다. 승리를 예언한 내 말로 인해 술렁이는 스튜디오의 분위기가 눈에 들어왔다. 아마도 사람들은 이렇게 생각했을 것이다.

'얀 베커가 방송에 대고 저렇게까지 말한다면 뮌헨글라트바흐가 진짜 이길지도 모르겠는데?'

　　　　　　　　　　　　　　　　　자기최면 다이어트

방송을 본 뮌헨글라트바흐 팬들은 열광했다. 구단 역시 방송이 나간 뒤 나를 경기에 초대하겠다고 했다. 나는 이런 상황을 보며 생각했다.

'제대로 사고를 쳤구나!'

내 앞에는 2가지 선택지가 놓여 있었다.

첫 번째 방법은 잠시 착각해 잘못 답했다고 해명하는 것이다. 그러나 그렇게 되면 나는 완전히 끝장날 게 뻔했다. 사람들의 기대심리를 한껏 부추겼으니 당연한 일이다. 게다가 팀이 가졌을 마지막 희망과 의욕마저 먼지처럼 사라지게 만들어 완전히 하락세로 돌아서게 한다면 어떻게 한단 말인가? 그것은 내가 좋아하는 팀을 배신하는 것이었다. 뮌헨글라트바흐가 승리하지 못한다면 앞으로 '독심술사'라고 새겨진 내 명함을 받을 사람이 있긴 할까?

결국 나는 두 번째 방법을 쓰기로 결정했다. 그건 바로 기적을 일으키는 것이다. 나는 이번 경기에서 뮌헨글라트바흐가 승리하도록 만들기로 결심했다. 물론 내 방식대로 말이다. 그러려면 방법은 딱 하나였다. 영리하고 멋지게 최면을 활용하는 것.

사실 최면이란 유일하고도 합법적인 멘탈 도핑이다. 실제로 같은 분야의 선수들은 신체적 능력이 유사하다고 한다. 그들 사이에서 두각을 나타내는 결정적 차이가 바로 멘탈, 즉 정신에 있다는 걸 나는 잘 알고 있었다. 경기의 승패는 상당 부분 이것을 얼마나 잘 활용하느냐에 달렸다고도 할 수 있다. 물론 최상의 컨디션을 유지하는 것과 절제된 식습관은 기본이다. 그렇다면 최면을 활용한 멘탈 컨트롤은 시도해볼 만했다!

며칠 동안 팀에게 뭐라 말해야 좋을지 골똘히 생각했다. 떠오르는 아이디어들을 수첩에 끼적이며 선수들에게 전할 메시지의 윤곽을 잡아갔다. 무엇보다 팀과 팬들을 설득할 수 있는 마법 같은 메시지여야만 했다. 고심 끝에 드디어 몇 문장을 완성했다.

경기가 열리는 날이 되자 긴장과 불안이 나를 덮쳤다. '효과가 있어야 할 텐데……' 미리 골라둔 무대의상을 입고 특별히 주문한 지팡이를 손에 쥐자 스멀스멀 피어오르던 불안감은 온데간데없이 사라졌다. 나는 뮌헨글라트바흐 팬들의 엄청난 환호를 받으며 경기장에 들어섰다. 두 손을 번쩍 들고는 경기장이 고요해질 때까지 기다렸다. 그리고 선수들을 향해 기쁜 목소리로 외쳤다.

"나의 모든 행운을 여러분과 나누기 위해 가져왔습니다. 뮌헨글라트바흐의 승리를 기원하며 행운을 모두 드립니다!"

그리고 팬 쪽으로 돌아서며 외쳤다.

"여러분의 긍정적인 에너지를 전부 이곳으로 쏟아내 선수들에게 힘을 실어주시기 바랍니다!"

그것이 내가 준비한 메시지의 전부였다.

▌최면과 잠재의식

'이게 최면이라고?' 여기까지 읽은 당신은 어쩌면 이렇게 생각했을지도 모르겠다. 이야기를 계속 이어가기 전에 몇 가지를 먼저 설명해야겠다. 여전히 의아해하는 당신을 십분 이해한다. 아마도 당신은 최면이라는 것의 전형적인 이미지를 떠올렸을 것이다. 예컨대 최면 대상의 눈을 깊숙이 바라보며 추를 흔드는 모습 같은 것말이다. 숫자를 거꾸로 세면서 깊은 잠이 들도록 유도해야 온전한 최면 상태가 되는 것 아니냐고 생각했을 수도 있겠다.

그런데 이건 좀 진부하지 않은가? 실제로 최면 기법 중에는 숫자를 거꾸로 세는 것도 있고 최면 대상에게 하나의 고정된 점을 바라보게 하기도 한다. 그 외에도 다양한 기법이 있다. 나 역시 때로는 이런 기법들을 사용한다. 소개한 기법들은 복잡하고 혼란스러운 머릿속을 깔끔하게 정리하는 데 효과적이기 때문이다. 그중에서 어떤 것을 선택하느냐는 그리 중요치 않다. 최면에 들어가기 위해 가장 중요한 첫 단계는 잡생각을 멈추게 하고 명상을 통해 정신의 안정을 찾는 것이기 때문이다.

머릿속에서 소용돌이치며 불안감을 조장하는 생각을 잠재우고자 한다면 추를 활용한 기법을 활용하는 것도 좋다. 정신을 집중하면서 즉각적으로 나타나는 몸의 반응을 체험할 수 있을 것이다. 만약 추가 없다면 제법 무게가 나가는 열쇠 등을 끈에 묶어 사용해도 된다. 그것을 얼굴 앞에 들고 손가락으로 조심스레 밀어본다. 가만히 바라보며 왼쪽, 오른쪽, 왼쪽, 오른쪽……. 오로지 이 움직임에만 집중해야 한다. 손가락으로 추를 움직이려 시도하지 않아도 생각은 차츰 몸을 지배하게 된다. 눈앞에 놓인 추도 알아서 움직이기 시작할 것이다. 처음에는 천천히 그리고 갈수록 빠르게 움직인다. 이렇게 몸은 점점 정신을 따라가게 된다. 우리는 이런 과정을 다이어트에 적극 활용할 것이다. 일정 기간 동안 이런 추 기법을 매일 해보자. 상상하는 내용마다 당신의 잠재의식이 확장되고 열리는 것을 느낄 수 있을 것이다.

최면에 걸린 사람이 깊은 잠에 빠진 것처럼 보이는 이유는 나를 비롯한 대다수의 최면술사들이 본격적인 암시를 걸기 전에 몸의 이완 상태를 유도하기 때문이다. 깊은 이완 상태란 잠재의식이 활짝 열려 여러 상황 중 어느 하나만을 깊이 받아들일 수 있는 상태가 된 것을 말한다.

하지만 승리를 위해 생각을 바꾸는 최면을 걸겠다고 선수들을 이완 상태로 유도해 온몸의 힘이 빠진 채 잔디밭에 털썩 주저앉게 하는 것은 팀의 승리에 전혀 도움이 되지 않을 것이다. 승리할 수 있다는 확신을 팀 구성원 모두의 잠재의식에 새길 수 있는 뭔가 다른 기법을 찾아야 했다.

▌완전한 집중

최면은 많은 사람들이 생각하듯 "아브라카다브라!"라고 외치면 이뤄지는 마법의 주문 같은 것이 아니다. 사실 최면은 우리가 날마다 다양한 형태로 체험하고 있는 매우 일상적인 것이다. 최면을 제대로 이해하려면 '단일관념monoideism'이라는 용어를 살펴봐야 한다.

최면hypnosis이라는 용어는 19세기 영국에서 활동한 제임스 브레이드라는 의사가 처음 만들었다. 이것은 '잠의 신'을 뜻하는 그리스어 'hypnos'에서 유래했다. 그러나 최면에 빠진 사람의 모습이 잠든 것처럼 보이지만 실제로는 잠을 자는 것이 아니기 때문에 오해의 여지가 많은 표현이다. 실상은 정반대다. 최면 상태의 정신은 오직 하나에만 최대로 확장된 상태로 완전히 깨어 있게 된다. 따라서 어떤 면에서는 '단일관념'이 훨씬 정확한 표현이다.

단일관념은 '유일한 것'을 의미하는 그리스어 'mono'와 '객관적이고 불변하는 사물의 본질'을 뜻하는 고대 그리스어 'idea'가 결합한 것이다. 따라서 단일관념이란 우리의 생각이 단 하나만을 받아들인다는 것을 의미한다. 이것이 바로 최면의 핵심 개념이다. 단 하나에 대한 완전한 집중, 무아지경이라 할 수 있다. 이렇게 되면 자연스럽게 잠재의식이 열리고 최면 상태가 되는 것이다.

쉽게 경험할 수 있는 상황을 살펴보자. 간혹 소설책에 푹 빠져 읽다 보면 주변에서 일어났던 상황이 전혀 생각나지 않는 경우가 있다. 이것도 일종의 최면에 빠진 것이다. 우리 내면에 소설의 형상들이 살아나고 현실이 개입할 틈이 없어지는 것이다. 책에 빠져든 그 순간만큼은 소설의 형상들이 현실이 된다.

연구에 따르면 책을 집중해서 읽을 때 활성화되는 뇌 부위와 실제로 무언가를 체험할 때 활성화되는 뇌 부위가 동일하다고 한다. 최면술사가 이끄는 상상 속 여행도 이와 유사한 방식으로 작동

한다. 무언가에 완전히 꽂혀 몰두하고 있든, 최면술사가 특정한 상상으로 이끌든 그 방식은 전혀 상관없다. 그렇게 무언가에 완벽하게 집중하면 당신의 머릿속에서만큼은 현실이 된다. 마법 같은 특별한 힘을 행사하거나 투영하는 사람은 그 어디에도 없다. 그건 바로 당신의 상상력이 한 것이다.

이런 관점에서 보면 최면은 모두 자기암시라고 할 수 있다. 상상력이 반드시 필요하다. 그렇지 않으면 제대로 작동하지 않는다. 다시 말해 자기최면 역시 전문 최면술사에 의한 것만큼 강력한 효과를 낼 수 있다.

이 책을 따라 함께 훈련하다 보면 나와 직접 상담한 것 같은 결과를 얻을 수 있다. 필요한 건 당신의 상상력과 약간의 시간이다. 독서는 매우 일상적이면서도 우리가 전혀 깨닫지 못하는 최면 기법이다. 이 책을 집중해 읽으며 나의 지시에 따르다 보면 그 내용이 당신의 잠재의식에 스며들어 암시가 될 것이다. 그리고 당신의 잠재의식에 영향력을 행사하고 꿈꾸던 것을 현실로 만들 토대를 준비하게 된다.

최면의 입문 단계는 명상이다. 명상은 생각이 구름처럼 흘러가거나 완전히 정지한 상태를 말한다. 근본적인 측면에서 분명 최면이지만 특별한 내용은 없다. 사실 이런 상태는 일상에서도 흔히 경험할 수 있다. 버스나 지하철에 앉아 꿈꾸듯 창가를 멍하니 바라볼 때 생각은 하염없이 창밖 풍경들을 따라 흐른다. 그러다가 문득 '벌써 시간이 이렇게 됐나?'라며 깜짝 놀랐던 경험이 있을 것이다. 산책이나 수영을 하거나 자전거를 타면서 이런 체험을 자주 하게 된다. 그렇다고 우연한 계기로 명상에 빠져드는 상황을 하염없이 기다릴 필요는 없다. 당신이 꿈꾸던 건강한 몸매를 완성할 때까지 필요에 따라 이런 순간들을 유도하고 최적으로 활용하도록 내가 곁에서 적극 도울 것이다.

▎마음의 문을 열어라

다시 묀헨글라트바흐 이야기로 돌아가자. 나는 경기 전에 선수들이 최상의 컨디션에 이르도록 정성을 다하고 있었다. 아마추어든 프로든 선수라면 경기에 집중하는 것이 얼마나 중요한지 알 것이다. 경기 도중에 연인과의 말다툼이나 밀린 세금 같은 잡생각이 조금도 떠오르지 않도록 말이다. 현재 경기에 완전히 집중하는 것도 일종의 최면 상태에 들어가는 것이다. 모든 선수가 내 말을 귀담아듣고 잠재의식에 흡수시켜 꿈만 같은 놀라운 효과를 발휘하기를 간절히 바랐다. 이 경기에서 승리하기 위해서는 반드시 잠재력을 200% 활용해야만 했기 때문이다.

선수들에게 메시지를 전하면서 뭔가 변화가 일어나고 있음을 느낄 수 있었다. 그건 바로 선수들과 코치진의 마음이었다. 이미 방송을 통해 승리할 것이라 했던 내 예언이 허무맹랑한 것은 아니라는 생각이 그들에게 스며든 것이다. 가능성을 믿어보려는 마음의 공간이 준비되었기 때문에 어느 때보다도 내 말에 집중하고 있었다. 그런 모습을 보며 문득 이런 생각이 뇌리를 스쳤다.

'이거, 잘하면 진짜로 승리하겠는데!'

단순히 가능성을 긍정적으로 생각하는 것만으로도 성공의 문을 열 수 있다. 마음의 문을 여는 것은 목표 달성을 위한 모든 행동의 전제 조건이다. 열린 마음을 가진 사람만이 자신의 잠재의식에 새롭고 건설적인 생각을 채워 넣을 수 있고, 가능성을 믿는 사람만이 성공을 위한 첫걸음을 내딛을 수 있기 때문이다.

이 책을 읽고 있는 당신도 마음의 문을 여는 중요한 첫걸음을 이미 내딛은 것이다. 이 책을 활용해 꿈꾸던 목표를 현실로 만들겠다는 결심을 했기 때문이다. 하나씩 실천할 때마다 이렇게 생각하라. 이끄는 대로만 따라가면 그 무엇도, 그 누구도 막을 수 없다고 말이다. 잠재의식의 주인은 바로 당신 자신이다.

나는 경기에서 뛸 주전 11명에 코치진과 교체 선수까지 모두의 잠재의식을 두드리고 마음의 문을 열어야 했다. 게다가 모두 한마음이 되어 최선을 다한다고 해도 경기장에는 함부르크 SV라는 예측 불가능한 변수가 있기 때문에 그것도 감안해야 했다. 이렇게 보면 당신의 상황은 묀헨글라트바흐에 비하면 훨씬 낫지 않은가? 상황이 이렇게 열악했지만 나는 모두의 생각을 새롭게 여는 데 성공했다. 선수들은 내심 이렇게 생각했을 것이다.

'우리의 승리를 예견한 특별한 마법사가 여기 있다. 확신에 찬 그를 보니 진짜로 실현될 것 같은데?'

자기최면 다이어트

이런 분위기가 만들어지면서 이전과 완전히 다른 새로운 전략을 시도해볼 용기가 생겼다. 단지 실점을 최소화하려던 방어 위주의 기존 전략을 버리고 공격적이고 확신에 찬 전략으로 바꾸기로 했다. 처음에는 그저 나의 예상에 불과했지만 묀헨글라트바흐는 스스로 강팀이 되어가고 있었다. 방송에서의 한마디를 계기로 '오늘도 또 지겠지', '무승부만 되어도 성공이지 뭐', '역시나 분위기 최악이네'처럼 잠재의식을 갉아먹으며 자신감을 떨어트렸던 부정적인 생각들을 저 구석으로 치워놓고 전과 다른 뭔가를 시도할 수 있게 된 것이다.

연이은 다이어트 실패로 좌절해 '다 포기하고 그냥 이대로 살아야 하는 걸까?', '이것저것 다 해봐도 그대로야', '매번 요요가 왔는데 이번이라고 다를까……'라는 악마의 속삭임이 맴돌고 있는가? 그럼에도 '이번만큼은 진짜로 다이어트에 성공하고 말겠다'는 결심을 하고 있다면 딱 하나만 부탁하고 싶다. 나를 믿고 걱정과 의심 따위 치워버리라고 말이다! 배고픔 없이 즐겁게 목표를 달성할 수 있다는 약속을 믿으면 좋겠다.

▌이제는 당신의 차례

아마도 묀헨글라트바흐의 경기 결과가 어땠는지 궁금할 것이다. 나는 선수와 팬들에게 메시지를 전하면서 두 가지를 기대했다. 첫

째, 마음의 문 열기. 둘째, 내 이야기로 팀 전원의 잠재의식이 열리고 자기최면에 빠져 최상의 컨디션을 갖추기. 보장할 수는 없지만, 예언 같은 효과를 발휘한 방송에서의 발언 덕분에 선수들의 잠재의식에 승리의 가능성이 깊숙이 박힌 만큼 실제로도 승산이 있다고 판단했다.

뮌헨글라트바흐 팬들이 열광한 건 두말하면 잔소리다. 팬들의 뜨거운 응원과 함성은 선수들이 자신의 능력을 신뢰하고 최고의 기량을 발휘하도록 힘을 실어준다. 그렇기에 팬들의 응원은 무시할 수 없는 요소임이 분명하다. 한 치 앞을 내다볼 수 없고 긴장감 넘치는 경기일수록 승패를 좌우하는 결정적인 역할을 할 수도 있다. 경기장을 가득 메운 팬들이 내 최면을 돕는 조수가 되는 셈이다.

반대로 상대인 함부르크 SV는 내 발언 탓에 심리적으로 불안정해졌다. 이 모든 상황을 목격한 상대 팀 팬들도 위축되어 '이러다가 지는 거 아닌가?'라는 생각을 하기에 이르렀다. 솔직히 방송에서의 내 행동이 좀 이기적이었다는 걸 인정한다. 그렇지만 이렇게 긴박한 상황에서 어쩔 수 없는 선택이었다. 함부르크 SV는 이번 경기에서 진다고 위기에 빠질 정도는 아니었지만, 뮌헨글라트바흐는 모든 걸 잃을 수 있는 절체절명의 순간이었으니 말이다.

드디어 경기가 끝났고 놀라운 일이 일어났다. 내가 그렇게 염원했던, 뮌헨글라트바흐의 승리가 현실이 된 것이다. 스코어는 4:1이었다. 우연이나 운을 논할 수 없는 완벽한 승리였다.

오랫동안 최면술사로 살아왔지만 새삼 그 힘에 놀랄 수밖에 없었다. 당신이 꿈만 꾸던 이상적인 몸매와 체중을 실현하고 싶을 때 분명 유용하게 쓰일 최면의 잠재력이 만들어낸 결과다.

이제 상상 속에만 존재했던 멋진 몸매를 거울에서 볼 수 있을 때까지, 요요를 불러와 나를 좌절시켰던 잘못된 습관을 웃으며 회상할 수 있을 때까지 활용할 최면 훈련과 습관을 소개하려 한다. 당신의 시야를 새롭게 열어주고 넘쳐흐르는 군살을 완전히 태워버려 기쁨을 선물할 자기최면으로 인도할 것이다.

우선, 그동안 다이어트라는 이름으로 시도했던 전략이 왜 실패했는지 원인부터 제대로 짚어보자. 앞으로 우리가 세울 전략에 필요한 교훈은 거기에 있다.

뮌헨글라트바흐가 그랬듯 당신도 성공할 수 있다!

살찐 생각부터 다이어트하라

스트레스를 주고 방해만 되는 잡생각을 멈추는 딱 좋은 방법이 있다. 이 방법을 통해 부정적인 생각을 긍정적인 생각으로 바꾸면 효과적으로 목표를 달성할 수 있는 최면 암시로 활용할 수 있다.

사람들은 흔히 자신을 탓하곤 한다. 거울에 비친 모습에 한없이 우울해하며 "아, 너무 뚱뚱해서 못 봐주겠네"라고 화를 낸다. 혹시 익숙한가? 그렇다면 꼭 알아야 할 것이 있다. 이런 말 하나하나가 지금의 상태를 유지하도록 한다. 이런 생각과 행동은 여러분의 잠재의식에 '뭘 해도 살이 빠지지 않을 거야'라는 메시지를 보낸다. 감정을 담은 생각은 잠재의식을 향해 명령하는 것과 다름없다. 그렇게 되면 과체중이라는 굴레를 절대 벗어나지 못하게 되고 결국 아무것도 바꿀 수 없다. 변화는커녕 습관적으로 더 뚱뚱해지는 행동만 반복하게 되는 악순환에 빠지고 만다. 당신이 진정으로 다이어트를 원한다면 이런 생각부터 버려야 한다.

지금은 이것만 떠올려라. "난 너무 뚱뚱해"라고 푸념하고 낙담하는 사람은 절대 다이어트를 성공할 수 없다는 것을 말이다! 부정적인 생각을 바꾸는 것은 변화를 위한 시작이다.

생각을 바꾸는 최면은 다음과 같은 단계로 진행된다.

1. '왜 이렇게 살이 쪘지? 꼴도 보기 싫어'처럼 부정적인 생각이 드는 순간 '멈춤'이라고 쓰인 빨간 표지판을 떠올린다.
2. 머릿속으로 '삭제'라는 단어를 최소한 3회 이상 반복한다.
3. 오직 호흡에만 집중한다. 숨이 코로 들어와 폐를 가득 채우고 몸의 곳곳으로 퍼진 뒤 다시 코를 통해 나오는 과정을 천천히 느낀다.
4. 자꾸 떠오르는 부정적인 생각을 긍정적이고 새로운 방향으로 바꾼다. '난 너무 뚱뚱해'라는 생각을 '지금 모습은 중요하지 않아. 곧 날씬해질 테니까'로 바꾸는 것이다.
5. 머릿속에 떠올린 새로운 생각을 20회 이상 반복한다. 가능하면 소리 내 말한다.
6. 다시 호흡에 집중한다.
7. 최소 30초 이상 미소를 지어본다.

이 훈련은 몸에서 힘을 빼고 긴장을 푸는 효과가 있다. 기분 전환을 유도해 잠재의식에 깊이 작용한다. 결과적으로 부정적인 생각이 커지는 것을 막아 긍정적이고 새로운 생각이 들어설 공간을 확보하게 된다. 이런 자기암시 훈련은 당신의 잠재의식이 당신을 더욱 '날씬하고 매력적인' 모습으로 인도하도록 도와줄 것이다.

머릿속이 복잡해서 편히 쉴 수 없거나 잠이 오지 않을 때에도 이 훈련을 활용할 수 있다. 그럴 때는 3단계에서 마무리하면 된다.

그런 '척'하면 된다

'Fake it till you make it'라는 말이 있다. '그럴 때까지 그런 척하라'는 뜻으로 아주 간단하면서도 효과 만점인 이 방법은 1장 도입부에서 소개한 〈웃음 훈련법〉(14쪽)에 활용된 원칙을 바탕으로 한다. 즐거운 것처럼 행동하면 어느 순간 진짜로 행복한 감정이 온몸에 퍼진다.

새로운 운동을 배울 때에는 익숙하지 않은 동작을 이해하려 애쓰며 적응하는 단계가 필요하다. 이때 '할 수 있어'라는 마음으로 계속 연습하면 어느 순간 완벽하게 습득한 것을 발견하게 된다. 연기 기법 중 하나인 '메소드 연기' 역시 이 원칙을 바탕으로 한다. 이때 배우는 맡은 역할에 몰입해 자신이 그 사람인 것처럼 생각하고 손가락의 작은 움직임까지도 '이 인물이 실제로 존재한다면 어떻게 했을까?'라고 스스로 되묻기를 반복한다.

대부분의 배우는 실제 인물을 본보기로 삼아 그 사람의 행동을 하나하나 참고해 연기한다. 만약 권투 선수 역할을 맡았다면 그들의 일상적인 습관까지 모방해야 하기 때문에 함께 훈련을 받고, 같은 식단으로 식사를 하고, 일상도 공유한다. 그래야 권투 선수 특유의 근육을 만들고 진짜 선수의 삶을 연기할 수 있기 때문이다.

이렇게 가상의 인물을 현실 세계로 이끌어오는 메소드 연기는 신뢰도 높은 연기를 가능하게 해 연기 잘하는 배우로 거듭나게 한다.

　이제 흥미로운 실험 하나를 제안하려 한다. 당신 자신이 배우라고 생각하는 것이다. 이제 당신은 열정적이고 활력과 건강미 넘치는 매력적인 인물을 연기하게 된다. 단지 몇 분 동안이 아니라 하루 종일 계속되는 것이다. 상황에 따라 일주일이 될 수도 있다. 길면 길수록 좋다. 이 연기를 위해 미리 살을 뺄 필요는 없다. 이건 당신의 상상력에 의한 역할이기 때문이다. 지금 상태가 어떻든 그저 연기하는 거라고 생각하면 충분하다. 딱 지금 상태에서 시작하라.

　우선, '열정적이고 활력과 건강미 넘치는'이라는 조건에 맞으면서 당신도 호감을 갖고 있는 실제 인물을 주변에서 찾아보자. 친구나 동료, 가족이 될 수도 있다. 혹은 당신이 워너비로 생각하는 셀럽이나 피트니스 센터의 담당 트레이너여도 좋다. 그 사람의 행동 방식과 습관을 관찰하고 분석해보자. 그 사람은 평소 어떻게 움직이고 있는가? 식습관은? 주로 뭘 마시는가? 즐기는 취미는? 자전거와 버스 중 무엇을 더 선호하는가? 파악하기 어려운 부분은 상상을 동원해도 된다. 중요한 것은 행동하기 전에 스스로에게 항상 이렇게 되묻는 것이다.

　'그 사람이라면 지금 이 상황에서 어떻게 했을까?'

　그렇다면 다음 단계는 무엇일까? 바로 그 생각을 행동으로 옮기는 것이다.

　즐거운 마음으로 함께 시도해보자.

2

그동안의 실패는
당신 잘못이 아니다

한 번이라도 다이어트를 해봤다면 그 결과에 만족했던 적이 거의 없었을 것이다. 강한 의지로 목표를 가지고 실천했던 초기에는 살이 빠지더라도 다이어트가 끝나면 모두가 두려워하는 악명 높은 요요 현상이 강타한다. 결국 힘들게 감량한 체중은 어느새 제자리로 돌아오고 지방은 몸 곳곳에 다시 쌓인다. 이쯤 되면 엄청난 상실감이 몰려온다. 죽어라 노력한 결과가 수포로 돌아갔으니 말이다. 그럴 때마다 한숨을 쉬며 자신에게 따져 묻지 않았던가?

원칙적으로 건강한 사람이라면 누구나 힘들게 고생하지 않고도 살을 뺄 수 있다. 그렇지만 제대로 살을 빼고 싶다면 단 한 가지 다이어트에만 올인하는 건 적절치 않다. 다이어트 성공 후 유지 기간을 조사한 보고서의 결과는 냉정한 현실을 고스란히 보여준다. 감량 후 3년이 지나자 조사 대상의 약 70~80%가 다이어트 전 몸무게로 돌아갔다. 5년 후에는 더 참담하다. 거의 모든 조사 대상이 다이어트 전 몸무게로 돌아갔거나 오히려 증가했다. 사실 이 결과가 놀랍지는 않다. 영구적으로 지속되는 다이어트란 존재할 수 없기 때문이다.

자기최면 다이어트

▌ 다이어트 후 다시 살이 찌는 이유

정상적인 생활이 불가능하다

사실 대부분의 다이어트법은 방 밖으로 한 발짝도 나오지 않는 사람들이나 할 수 있게 되어 있다. 경험했겠지만, 다이어트를 시작하면 친구를 만나는 것도 고문이나 다름없다. 그러다 결국 의지와는 상관없이 강제 종료되는 상황이 발생하기도 한다.

다이어트를 하는 동안에는 불금을 맞아 회사 동료들과 함께 근처 맛집에서 점심을 즐기는 대신 쓸쓸히 사무실에 남아 머스터드와 발사믹 식초로 만든 드레싱을 뿌린 곡물 샐러드 같은 저혈당 도시락을 먹을 수밖에 없다. 그런 모습을 안타깝게 본 동료들의 성화에 못 이겨 함께 나서더라도 코끝에 퍼지는 유혹을 뿌리치고 칼로리가 가장 적은 음식을 주문한다. 이 메뉴가 다이어트 계획에 어떤 도움이 되는지 제대로 알지 못해도 일단 주문하고 본다. 왜? 저칼로리니까. 식사를 마친 동료들이 휘핑크림이 올려진 커피와 티라미수를 주문하기라도 하면 다이어트를 향한 굳은 의지와 열정은 한계에 도달한다. 의지와 달리 손은 이미 티라미수를 향하고 있다. 이런 상황을 피하려면 티라미수의 '티'만 나와도 자리를 털고 일어서야 할 것이다.

친한 친구와 카페에서 수다를 떠는 것은 어떤가? 친구가 주문한 달콤한 애플파이와 마키아토의 향긋한 향이 그 옆에서 마테차나 마시고 있는 당신을 괴롭힌다. 내면에서는 고삐 풀린 식욕과 전쟁이 벌어져 대화에 집중하지도 못할 것이다.

집에서 식사 준비를 해야 한다면 이런 고문은 배가된다. 허기진 상태에서 요리를 하는 내내 음식 냄새를 맡으며 유혹을 견뎌야 한다. 식구들의 식사 준비가 끝난 뒤에야 당신만을 위한 다이어트 음식을 따로 준비한다. 정말 괴로운 상황이 아닐 수 없다.

전보다 더 음식에 집착하게 된다

다이어트를 시작하면 매 끼니는 물론이고 간식마저도 제한해야 하니 장을 보러 가도 철저하게 다이어트 계획에 따른 쇼핑을 해야 한다. 각각의 재료는 무게를 달거나 개수를 세어 필요한 만큼만 구입한다. 다이어트 방법마다 허용하는 수치가 다르기 때문에 재료의 열량, 당 지수를 검색하고 섭취량을 계산해야 한다.

이렇게 하다 보면 역설적이게도 먹는 것에 대한 생각이 머릿속에 가득 찬다. 그때까지 먹는 것이 그리 중요하지 않더라도 이제는 가장 중요하게 되어버린다. 다이어터에게는 최악의 상황이다.

이와 관련해 스탠퍼드 대학교에서 시행한 흥미로운 실험이 있다. 실험에서는 참가자들에게 먹고 싶은 음식을 머릿속에 떠올리라고 지시했다. 그러자 생각만 했을 뿐인데 실제로 먹을 때 분비되는 소화액의 70% 정도가 분비됐다고 한다. 다시 말해 음식을 떠올리기만 해도 입맛이 당기고 식욕이 생긴다는 것이다.

이렇듯 잠재의식의 힘은 상상 이상이다. 잠재의식은 과거에 경험했던 맛을 모두 기록한 거대한 도서관에서 당장 먹고 싶다는

자기최면 다이어트

생각이 들게 만드는 매력적인 메뉴를 순식간에 찾아내 입안에 침이 고이게 한다. 만약 지금 하는 다이어트가 해물 샐러드만 허용한다면 잠재의식은 곧바로 지난 여름휴가 때 상다리가 부러지게 차려졌던 해산물 요리를 떠올리게 한다. 간식으로 유일하게 허용되는 바나나를 집는 순간 눈앞에는 생크림이 잔뜩 올라간 바나나 스플릿 아이스크림이 떠다닌다.

이런 상황을 현명하게 극복하려면 배고픔을 진정시키는 방법도 있겠지만, 포만감이 몸에 보내는 신호를 감지하는 법을 배우는 것이 훨씬 효과적이다. 다이어트 성공 후 그 상태를 오랫동안 유지하고 싶다면 이는 매우 중요하다. 계속 식욕이 넘치는 상태로 다니다 어느 순간 '에라 모르겠다'며 포기하지 않도록 매 순간 다이어트 중이라는 사실을 절대로 잊으면 안 된다.

주의할 점은 '다이어트'라는 말에 잠재의식이 즉각적인 조치를 취해 연상을 일으키지 않도록 지나치게 강조하지 않는 것이다. 구체적으로 설명하면 '조금씩만', '이만큼만' 같은 생각으로 무언가를 금지하는 기분이 들지 않도록 해야 한다는 것이다. 그런 식으로 실패했던 무수한 다이어트를 떠올려보라.

안 된다고 할수록 더 끌린다

인간은 뭐가 되었든 '안 돼!'라고 하는 순간 반항하는 성향이 있다. 그러면 금지된 모든 것이 매력적으로 보이게 된다. 아이들에게 뛰거나 소리 지르지 말라고 주의를 줘도 고개를 돌리는 순간 하지 말라고 했던 행동을 다시 하고 있었을 것이다. 만약 아무 말도 하지 않았더라면 뛰면서 노는 대신 얌전히 블럭을 조립하거나 그림을 그리고 있었을지도 모른다. 이것은 다이어트에도 적용된다. 이것저것 제한하지 말고 그냥 건강하고 날씬하게 해주는 음식에 집중하면 다이어트의 성공 가능성도 훨씬 높아진다. 무언가를 제한하는 순간 상황은 순식간에 역전된다.

당신이 저탄수화물 다이어트를 하고 있다고 치자. 영리한 잠재의식은 '저탄수화물'과 '다이어트'라는 용어의 조합을 듣는 순간 '더는 예전처럼 고소하고 맛있는 음식들을 먹지 못하겠구나!'라는 생각을 하게 만든다. 곧바로 머릿속에는 모락모락 김이 나는 갓 지은 밥이나 막 구워낸 노릇한 빵, 바삭한 크래커의 모습이 그려진다. 잠재의식이 의지와 다른 생각을 하도록 유도하는 것은 사실 나를 위한 것이다. 이제는 혀에서 느끼지 못하게 될 맛을 너무 늦기 전에 경고하려는 것이다.

케이크, 파스타, 피자, 아이스크림, 오렌지 주스, 크루아상, 초콜릿, 맥주, 프렌치프라이…… 생각만 해도 벌써 군침이 돈다. 다이어트를 결심한 이후 이런 음식을 마주하면 우선 심호흡을 하고 다른 데로 생각을 돌리려 무던히 노력한다. '러버 덕' 실험에서처럼 말이다. 이 실험에서는 참가자들에게 실험 시작과 동시에 노란 고무 오리인 러버 덕을 생각하지 말라고 주문했다. 그러자 실험 참가자들의 머릿속은 온통 한 가지 생각으로 가득 찼다. 그것은 바로 생각하지 말라고 지시했던 러버 덕이었다.

　　　　　　　　　　　　　　　　　　　　　　　자기최면 다이어트

당신은 지금 무슨 생각을 하고 있는가? '노란', '러버 덕'이라는 단어만으로도 잠재의식은 이미지를 떠올리도록 유도하고 있다. 사실 이는 잠재의식의 본질적인 기능이기 때문에 어쩔 수 없다.

다시 일상으로 돌아와야 한다

다이어트 방법마다 효과를 계속 유지할 수 있다며 야심찬 비법을 소개한다. 추천 식단을 알려주고 지속할 것을 권하기도 한다. 그러려면 좋은 식재료와 요리법이 다이어트 계획에 충분히 녹아들어야 한다. 처음에는 조금 번거롭겠지만 분명 해볼 만한 가치가 있다. 지금까지 두툼한 패티를 2장씩 얹은 햄버거와 프렌치프라이를 즐겨 먹던 사람이 식사 대용으로 신선한 과일을 베어 물며 '생각보다 괜찮네'라고 깨닫는 경험도 꽤나 그럴듯한 그림이긴 하다.

하지만 좀 솔직해져보자. 건강에 좋고 멋진 몸매를 만들어주는 음식이 무엇인지 우리는 이미 잘 알고 있다. 사과, 샐러드, 닭가슴살, 요거트 드레싱을 얹은 샐러드 등이 버터, 케이크, 패스트푸드, 감자칩보다 우리 몸에 이롭다는 건 명백한 사실 아니던가. 비만을 예방하는 건강한 식단도 얼마든지 맛있게 만들 수 있다는 걸 들어보았을 것이다. 그렇지만 일상에서 매 끼니마다 다이어트 식단에 맞추거나 일일이 열량을 계산한다는 것은 불가능에 가깝다.

어느 시점에 이르면 이 괴로운 생활에도 끝이 온다. 아마도 그건 희망했던 만큼 감량에 성공했을 때일 것이다. 하지만 긴장을 늦추면 안 된다. 다이어트가 끝난 후에야 진정한 성공을 판가름할 수 있기 때문이다.

다이어트가 끝나면 더는 식단 조절을 하지 않게 된다. 이르든 늦든 혹은 그 즉시든 서서히든 다이어트로 감량한 체중의 대부분이 식습관에 의해 예전 상태로 돌아간다. 이를 입증하는 연구 결과에 따르면 체중은 다이어트를 끝낸 시점부터 지속적으로 증가한다. 눈치 채지 못할 정도로 천천히 진행되거나 순식간에 진행되기도 한다. 내가 말하려는 다음 문제점이 바로 이것이다.

다이어트 이후 대책이 없다

한창 다이어트를 할 때는 몸무게를 유지하는 데 필요한 양보다 훨씬 적은 에너지가 공급된다. 그러니 체중이 줄어들 수밖에 없다. 그러나 우리 몸은 갑자기 에너지 공급이 줄어든 것을 일종의 기아 상태라고 판단해 그때부터 에너지를 공급받을 때마다 어떻게 해서든 비축하려 안간힘을 쓴다. 에너지 공급이 가파르게 줄어들수록 이런 반작용도 강력하게 일어난다. 동시에 몸에서는 비축해둔 에너지를 최대한 아끼려고 생존과 관련되지 않은 한 최대한으로 억제하고 제대로 신경 쓰지 않는다. 강도 높은 다이어트를 할 때 종종 손발이 차가워지고 몸에 힘이 없는 것처럼 축 늘어지는 기분이 드는 것은 이 때문이다.

체중이 줄어드는 효과도 다이어트가 끝남과 동시에 사라진다. 음식 섭취량이 예전만큼 증가했지만 몸은 여전히 에너지를 아끼려고 하기 때문이다. 그렇게 되면 훨씬 더 많은 에너지가 지방층에 쌓인다. 영리하게 고안된 다이어트일수록 끝나가는 무렵부터 단계별로 에너지 섭취를 조금씩 늘릴 것을 권한다. 더불어 운동량도 증가시켜 에너지 소비를 함께 높여 요요를 방지한다.

아쉽게도 이런 부분까지 섬세하게 감안한 다이어트법은 그리 많지 않다. 특히 단 며칠 사이에 엄청난 체중 감량을 하는 방법일수록 불빛을 향해 달려드는 나방처럼 요요 현상이 강력하게 일어난다. 엄청난 금욕을 감수한 만큼 효과도 확실하다면 얼마나 좋을까. 하지만 이런 방법은 수분이 빠져나간 것이기 때문에 놀라운 감량 효과라는 수식어는 그저 눈속임에 불과하다. 체중은 줄었을지 몰라도 피부 밑 지방은 여전히 남는다. '원 푸드 다이어트'로 감량에 성공했다면 분명 다이어트가 끝나갈 때쯤 '조금만 견디면 맛있는 음식들을 먹을 수 있어!'라는 생각으로 엄청난 식욕이 몰려올 것이다. 이런 상태에서 요요 현상이 동반되는 건 피할 수 없다. 그러다 보면 단기간에 날씬해지기는커녕 예전보다 훨씬 살이 찌는 최악의 상황을 맞이하게 된다.

예전 습관이 계속 남아 있다

요요 현상을 막았다 하더라도 까다로운 문제가 남는다. 그건 바로 머릿속에 설정된 체중을 뜻하는 심리적 '세트 포인트'다.

논란의 여지가 분분한 이 이론에 따르면 우리의 체중은 이미 유전적으로 정해져 있다고 한다. 다시 말해 체온이 언제나 $36.5\,^{\circ}\mathrm{C}$ 를 유지하려는 것처럼 살을 빼려는 노력과 상관없이 언젠가는 예정된 체중에 도달하고 만다는 주장이다. 이 이론은 동일한 양의 에너지 섭취, 동일한 신체 활동을 한 다수의 실험 대상을 관찰한 결과 이들의 체중이 서로 다른 양상을 보이는 것을 토대로 만들어졌다. 즉, 각자의 세트 포인트에 따라 신진대사가 다르게 일어난다는 가정을 따른 것이다.

오해하기 전에 확실히 짚고 넘어가자면, 나는 사람마다 어느 정도 정해진 체중이 있다는 이 가설을 믿지 않는다. 제대로 관리만 할 수 있다면 체중 감소와 유지가 가능하다는 것을 이미 여러 사례를 통해 충분히 경험했기 때문이다. 그러나 우리의 '정상적인' 모습을 정의하는, 잠재의식에 입력된 생각의 존재는 확신한다. '정상' 체중, '정상' 옷 사이즈, '정상적인' 식습관도 이에 포함된다.

잠재의식은 체중 감량이 단기간에 일어날수록 정상 범위를 벗어난 급격한 변화로 간주해 예전과 같은 모습으로 되돌리기 위해 수단과 방법을 가리지 않으려 한다. 다이어트를 하기 전에 늘 해왔던 살찌는 데 안성맞춤인 행동을 하도록 유혹하는 것이다.

도대체 잠재의식은 왜 그럴까? 이유는 간단하다. 지난 수년간 운동이라고는 눈곱만큼도 하지 않고 천하태평하게 지내면서 과자나 달달한 디저트만 보면 한없이 약해졌던 습관들 때문이다. 이런 상황에서 거울에 비친 모습이 마음에 들지 않는다고 잠재의식이 갑자기 조깅을 즐기도록 유도하거나 섬유질이 풍부한 채소와 과일이 들어간 해독 주스를 마시고 싶다는 생각을 떠올리게 할 수는 없다. 오히려 지난 수년간 그랬듯 먹는 데만 전념했던 모습으로 되

　　　　　　　　　　　　　　　　　자기최면 다이어트

돌아가는 것이 훨씬 빠를 것이다.

잠재의식의 입장에서 본다면 본래 자신의 책임인 습관을 유지하고 관리하는 것이 훨씬 실용적이고 당연하게 보일 것이다. 일정 기간 규칙적으로 반복한 행동은 습관으로 자리를 잡게 된다. 그만큼 머릿속에는 여유가 생겨 고민하느라 불필요한 시간을 허비하지 않게 된다. 이 과정을 한마디로 '학습'이라 부른다.

지난 20년간 달걀 반숙, 버터와 딸기잼을 듬뿍 바른 토스트와 커피로 아침 식사를 했다면 이 행동은 뇌에 안정적인 신경 회로를 만들게 된다. 어떤 간섭에도 방해받지 않는 강력한 프로그램이 아침에 눈을 뜨는 순간부터 머릿속에서 돌아간다고 보면 된다. 이불 밖으로 발을 꺼내는 순간 발걸음은 본능적으로 부엌을 향한다. 냉장고에서 달걀을 꺼내고 커피포트에 물을 채워 넣으면서 토스터에 식빵을 넣는 행동이 순식간에 완료된다. 그리고 버터와 잼이 준비된 식탁에 앉는다. 우리의 정신과 육체를 아우르는 모든 것이 이런 학습에 의해 움직인다.

다이어트를 하는 동안 엄청난 의지를 발휘해 이런 과정을 멈췄다고 해도 머릿속의 프로그램 자체가 사라진 건 아니다. 이미 습관으로 자리 잡은 것을 바꾼다는 것은 무척 어렵다. 특히 새롭게 시도한 변화가 기존 습관에 비해 특별히 내세울 장점이 없다면 제 기능을 발휘하지 못한다. 그래서 오랜 기간에 걸쳐 의식적으로 대체해야 한다.

다이어트법이 추천하는 식단을 따라 그리 좋아하지 않던 오트

밀을 3주 동안 매일 아침 먹었다고 해서 오트밀 아침 식사를 사랑하게 되는 건 아니다. 그렇기 때문에 다이어트를 할 때는 늘 먹어 왔던 버터와 딸기잼을 바른 토스트와 비교해 복잡하지 않아야 하고, 준비 과정이 쉬워야 하며, 맛있어야 함을 물론이요, 비싸지 않은 데다, 쉽게 구할 수 있는 재료를 사용한 놀라운 대안이 필요하다. 그렇지 않다면 십중팔구 다이어트를 끝내기 무섭게 예전 습관으로 복귀할 것이다. 나른한 오후에 즐기는 커피와 케이크, 주말 드라마를 보며 마시는 맥주, 친구와 통화를 할 때면 손이 가는 주전부리도 마찬가지다.

최면은 우리의 잠재의식이 새로운 습관을 장애물이라 여기지 않고 온전히 자리 잡도록 도와주기 때문에 변화의 과정을 훨씬 수월하게 만들어준다.

▌당신만을 위한 맞춤 다이어트

핵심은 이것이다. 장기적인 관점으로 보면 뭔가를 제한하고 금지해서 얻어낸 것은 그리 오래가지 못한다. 오히려 기대했던 것과 정반대의 결과를 가져올 뿐이다. 그런 다이어트를 장기간 하다 보면 오히려 쉽게 살이 찌는 체질이 될 수 있다. 여러 연구에 따르면 계속되는 다이어트는 오히려 감량을 방해할 뿐이다. 그로 인해 마음속에는 '내 의지박약의 문제일지도 몰라'라는 의심이 자라난다. 결국 남는 것은 좌절감과 마음의 상처뿐이다.

　다시 강조하지만, 이 모든 것은 당신 탓이 아니다. 그동안 시도했던 다양한 다이어트법 따위는 과감하게 쓰레기통으로 던져버리자. 이것저것 제한하고 금지하면서 "안 돼!"라고 말하는 다이어트는 아무 짝에도 쓸모가 없다. 이런 다이어트법은 최후의 보루여야 한다. 지금 당신에게 필요한 건 오래도록 실천 가능하고 일상적이며 마치 나만을 위해 맞춤 제작한 옷처럼 딱 맞고 복잡하지 않은 방법이다. 그 무엇도 제한하지 않고, 꼭 지켜야 하는 복잡한 규칙도 없어 정상적인 사회생활이 가능해져야 한다. 모임이나 식사에 초대받아도 고민하지 않고 흔쾌히 응할 수 있는 그런 방법 말이다. 무엇보다도 요요 현상이라고는 그림자도 볼 수 없는, 그런 방법이 필요하다.

　그렇다면 맞춤 다이어트란 어떤 것일까? 가장 중요한 것은 희망하는 모습과 그것을 달성했을 때의 감정을 구체적으로 떠올리는 것이다. 그래야만 연상된 그 모습이 '정상적인' 모습이라고 잠재의식을 설득할 수 있다.

　설득에 성공하면 잠재의식도 통통했던 예전 모습을 고수하려 애쓰지 않는다. 오히려 날씬한 모습을 구체적으로 상상할 때마다 잠재의식이 자동으로 발동해 좀 더 매력적인 몸매가 되도록 만든다.

　이것이 가능하려면 먼저 잠재의식에 적절한 도구를 장착해야 한다. 그건 바로 딱히 애쓰지 않아도 매력적인 몸매를 유지할 수 있도록 하는 올바른 습관이다. 그러기 위해서 자기최면을 실행하기 전에 그동안 살을 찌운 잘못된 습관이 무엇이었는지 제대로 파악해야 한다. 매일 습관처럼 찾았던 달콤한 초코바나 잠들기 전 늘 흡입하곤 했던 고소한 감자칩이 몸매를 망치고 있었다는 걸 깨닫는 데 그쳐서는 안 된다. 초코바나 감자칩을 당근이나 오이 몇 조각으로 대체해야 한다는 걸 새삼 강조하려는 것도 아니다. 다이어트 효과를 지속시키는 핵심은 잠재의식에 각인되어 있던 살을 찌우는 습관을 해독하는 것이다.

본격적인 추리를 시작하기 전에 쉽게 따라 해볼 만한 간단한 의식을 소개한다.

우선 아주 작은 돌멩이를 하나 준비한다. 그 돌멩이를 손에 쥐고 눈을 감는다. 나를 보는 타인의 시선, 부쩍 둔해진 움직임, 계단을 오를 때마다 느꼈던 가파른 호흡, 몸에 맞는 옷을 찾으려 힘들게 헤맸던 기억 등 모든 부정적인 생각들이 돌멩이에 스며든다고 상상한다. 이제 그 돌멩이를 신발 속에 넣는다. 그리고 걸어서 30분에서 1시간 정도 걸리는 장소를 고른다. 공원이어도 좋고 들판이나 들길 혹은 연못이나 냇가여도 좋다. 이제 그 목적지까지 도착하는 것이 임무다. 아마도 그 자그마한 돌멩이 때문에 걸을 때마다 걸리적거려 불편하고 때로는 아프기도 할 것이다.

이것은 당신이 가야 할 길을 상징한다. 마찬가지로 매력적인 몸매 또한 순식간에 만들어지지 않는다. 하지만 포기하지 않고 계속 걸어간다면 언젠가 그곳에 도착한다는 걸 알고 있을 것이다.

목적지에 도착하면 신발에서 돌멩이를 꺼내 길이든, 물가든

자기최면 다이어트

그곳에 버린다. 그런 다음 돌아보지 말고 돌아온다. 이때 자신을 짓누르던 큰 짐에서 해방된 기분을 느껴보자.

　이 의식을 통해 당신은 불필요한 체중에서 해방됐을 때 얼마나 가볍고 자유로운 기분이 들지 미리 체험할 수 있을 것이다.

살 안 찌는 식사법은 따로 있다

혹시 정신을 차리지 못할 정도로 좋아하는 디저트가 있는가? 아니면 평소 너무 좋아해서 앞으로 그 음식을 포기해야 한다는 생각만 해도 속이 상하고 울화가 치미는 그런 요리가 있는가?

이 책에서 설명할 다이어트법은 당신이 그토록 아끼는 음식을 먹을 수 있으니 걱정하지 않아도 된다. 한술 더 떠서 그런 음식을 계속해서 먹으라고 권하기까지 할 것이다. 물론 전제 조건이 하나 있다. 한 입을 먹어도 그 맛을 제대로 음미할 것. 음식을 먹는 동안에는 양심의 가책을 조금도 느껴서는 안 된다. 패스트푸드나 초콜릿 아이스크림도 마찬가지다. 아주 비싼 와인을 시음할 때처럼 음미하는 것이다.

우선 눈앞에 놓인 음식을 바라본다. 그리고 코끝으로 스며드는 풍미와 향을 고스란히 받아들인다. 이제 아주 조금 떠서 입에 넣고 두 눈을 감는다. 입안 가득 골고루 맛이 퍼지고 있는가? 오감을 동원해 그 감각에 집중한다. 가장 많이 느껴지는 맛은 무엇인가? 첫맛은 어떤가? 혹시 씹을수록 맛이 변하는가? 입안에서 맛이 가장 강하게 느껴지는 곳은 어디인가? 천천히, 아주 조심스럽게 씹으면서 이 모든 것을 음미한다.

그 음식을 다시 먹게 되면 이런 식으로 반복한다. 더는 그 음식을 먹고 싶지 않을 때까지 말이다. 이렇게 음식을 먹으면 식사 시간은 길어지겠지만 즐거움은 배가된다. 그리고 포만감도 훨씬 오래간다. 조금만 먹어도 배부르고 행복하다는 느낌을 받을 것이다.

뭔가 특별한 음식을 먹었다는 감정은 꽤 오랫동안 지속된다. 더욱이 이런 식습관은 명상 훈련이 된다.

망설이지 말고 지금 바로 시도해보자.

3

어디서부터 어떻게
시작할까?

컴퓨터로 이메일을 보내고 스마트폰 메신저로 연락을 주고받는 것이 보편화되지 않았던 때는 소식과 마음을 편지지에 정성껏 쓰곤 했다. 이런 아날로그 방식은 거의 사라졌다. 하지만 나는 지금도 작은 수첩을 항상 가지고 다닌다. 이 수첩은 나의 소중한 동반자다. 새로운 아이디어가 떠오를 때마다 펜을 꺼내 수첩에 적는다. 스마트폰이 있지만 중요한 약속이나 스케줄 정도만 저장할 뿐 그 밖의 모든 건 이 작은 수첩에 담긴다.

당신도 이제 수첩 두 권을 준비하라. 손에 잘 맞는 펜도 필요하다. 고전적인 만년필이어도 좋고, 편안하게 쓸 수 있는 볼펜이어도 좋다. 문구점에 달려가 새로운 결심에 어울릴 만한 새것을 구입하려는 마음은 접어두고 주변에 굴러다니는 수첩과 펜을 활용하라.

이렇게 준비한 두 권의 수첩이 당신의 여정을 함께할 것이다. 손에 익고 쓰기 편해지면 사용하는 즐거움은 배가되고 그만큼 효과도 커질 것이다.

이번 장에서 나는 몇가지 질문을 던질 것이다. 당신은 최대한 솔직하게 답해야 한다. 그 답변이 다이어트를 성공으로 이끌고 이 책을 손에서 놓은 뒤에도 잊지 않도록 하는 계기가 될 것이다. 머릿속에 떠오른 답변은 생각만 하지 말고 펜을 들어 적어야 한다.

손으로 직접 쓰면 여러 장점이 있다. 쇼핑 목록을 작성하지 않고 무턱대고 장을 보러 갔을 때를 떠올려보자. 진열대에 빼곡히 진열된 상품을 보면 갑자기 머릿속이 복잡해진다. 정작 꼭 사야 할 것을 잊어버리고 필요하지 않은 물건만 잔뜩 사오는 불상사로 이어지는 경우가 허다하지 않았나? 이럴 때 정리된 목록이 있었다면 이런 상황은 일어나지도 않았을 것이다.

▌손으로 쓰면 더 잘 기억한다

생각이 정리되지 않고 혼란스러울 때, 구체적인 내용보다 감정이 앞설 때 손으로 쓰면서 정리하면 명쾌한 결론에 훨씬 더 쉽게 도달할 수 있다. 쇼핑 목록을 작성할 때는 단순히 집에 없는 것들 그리고 필요한 것들을 떠올리면 된다. 그러나 '왜 살을 빼고 싶은가?'와 같은 질문은 복합적인 고민이 필요하다. 바로 이럴 때 떠오르는 생각을 손으로 쓰다 보면 생각이 훨씬 명확해진다. 손으로 쓴다는 것 자체가 사고 과정의 일부이기 때문이다.

이러한 깨달음은 변화의 첫걸음이기도 하다. 손으로 씀으로써 내 생각을 돌아볼 수 있는 기회가 된다. 뇌는 단 한 번이라도 손으로 쓴 내용을 더 잘 기억한다. 사고 활동에 감각적 인상을 더해 그 내용을 뇌리에 입력하기 때문이다. 뇌의 언어 중추는 손의 움직임을 관할하는 부위 바로 옆에 있기 때문에 상호작용을 한다. 손을 움직여 문장 부호나 활자 등 다양한 문자를 사용하는 동안 관련 정보는 신경 세포를 따라 뇌에 입력된다. 이런 정보는 강력하게 자리를 잡아 관련 내용들과 결합된다. 컴퓨터는 키보드를 사용하기 때문에 각 활자의 중요도에 차이가 없어진다. 결국 뇌에 전달되는 정보가 동일해져 효과 또한 훨씬 감소한다.

또 하나 중요한 것! 시간에 쫓겨 답하지 마라. 당장 시간이 없다면 방해받지 않고 차분히 생각할 수 있는 환경이 마련될 때까지 잠시 미뤄두는 편이 낫다. 적당한 환경이 되었다면 첫 번째 수첩을 꺼낸다. 차분한 상태에서 편안하게 마음의 준비를 한다. 촛불을 켠다거나 따뜻한 차를 준비하자. 잔에 와인을 채우는 것도 좋은 방법이다. 이제 드디어 시작할 시간이다. 매력적이고 아름다운 미래로 가는 첫걸음을 시작해보자.

▌자가진단 체크리스트

[맛 그 이상] 먹는 것의 장점은?

영양분 섭취라는 순수한 기능을 벗어나 먹는 것에서 어떤 매력을 느끼는지 그 이유를 천천히 찾아보자. 가장 좋아하는 음식은 무엇인가? 먹는다는 것은 당신의 기분에 어떤 영향을 미치는가? 먹는 것과 행복의 상관관계는 어떤가? 어떤 상황에서 먹으면 기분이 좋아지는가? 그 음식은 무엇인가? 샐러드인가? 아니면 달달한 디저트인가?

    간단한 집밥이었든, 푸짐한 코스 요리였든 세 끼 이상을 챙겨 먹었던 어느 하루를 떠올려보자. 아침, 점심, 저녁으로만 제한하지 말고 사이사이에 먹었던 간식도 포함한다. 새로 팀에 합류한 직장 동료가 가져온 머핀, 아이가 남겼지만 버리기 아까워 먹었던 과일과 초콜릿, 사탕 그리고 가족의 식사를 준비하면서 조금씩 맛본 것까지도 말이다. 무심코 입에 넣었던 회의실 테이블 위의 주전부리는 물론이고 음료도 빼놓지 않는다. 탄산음료, 커피, 맥주나 주스의 칼로리도 무시할 수 없다.

    '맙소사, 이걸 단 하루 만에 다 먹어치웠다고? 무슨 생각으로 그런 거지?'

    먹었던 것들을 정리하면서 이렇게 생각할지도 모르겠다. 하지만 진심으로 다이어트 성공을 원한다면 이 과정을 꼭 거쳐야 한다. 당신을 죄책감에 몰아넣으려는 것이 절대 아니다. 다이어트의 효과를 제대로 보려면 식습관부터 파악하는 것이 무엇보다 중요하기 때문이다. 특정 상황에서 먹었던 음식 종류와 적당히 배가 찼는데도 먹는 걸 멈추지 못했던 이유가 무엇인지 알아야만 한다.

    시간을 충분히 갖고 진지하게 생각해보자. 먹음으로써 얻을 수 있는 장점을 적는다. 만약 아무것도 떠오르지 않는다면? 그렇다면 잠시 보류하고 다음 질문으로 넘어가라. 나중에 이 질문으로 다시 돌아와도 된다.

[동전의 양면] 먹는 것의 단점은?

이번에는 먹을 때 싫었던 점을 생각해보자. '쉽게 살이 찐다'는 대답도 한 예가 될 수 있다. 시간이 없을 때는 건강한 식단을 준비하는 것 자체가 매우 힘들 수도 있다. 어떤 조리법은 꽤나 많은 시간이 필요하기 때문에 간단하게 요리할 수 있는 것에 손이 가기 마련이다. 아마도 이 질문에 답하기는 그리 어렵지 않을 것이다.

[올바른 동기] 살을 빼고 싶은 이유는?

당신이 다이어트를 결심하게 된 핵심 동기가 분명 있을 것이다. 행복과 만족을 느끼고 싶어서일 수도 있고 지긋지긋한 천식에서 벗어나고 싶다거나 가볍고 민첩하게 움직이고 싶어서일 수도 있다. 이런 핵심 동기를 제대로 아는 것이 중요하다. 내가 무엇을 원하고 그것을 이루기 위해 무엇을 하고 있는지 제대로 알아야 목표에 도달할 수 있다.

예방 차원에서 다이어트를 시작했을 수도 있다. 나이가 들수록 불어나는 살을 보며 통풍이나 당뇨 같은 성인병으로 고생했던 부모님을 떠올렸다면 아름다운 몸을 만들고 싶어서라기보다 불편하고 심각한 상황을 피하려는 것이다. 이처럼 동기부여가 되었던 사람과 가까울수록 의지는 강해진다.

평소 특별한 불편을 느끼지 못했지만 건강상의 문제가 생길 수도 있다는 의사의 한마디에 자극을 받아 다이어트를 시작하는 경우도 있다. 그러나 언젠가 좋지 못한 일이 생길지도 모른다는 막연한 걱정으로 시작한 다이어트는 성공하더라도 유지하기 힘들다. 이런 동기에는 감정이라는 요소가 빠져 있기 때문이다.

다이어트를 향한 당신의 동기가 단순한 예방 차원이라면 의사와 상담을 해서 구체적인 방법을 물어보는 것이 더 낫다. 단 한 번도 시도하지 않았던 새로운 운동을 권유받는 등 마음을 움직이는 무언가를 발견할 수도 있다. 덕분에 건강한 생활 양식에 관심을 갖게 된다면 나름대로 값진 결과를 얻는 것이다.

배우자나 연인에게 잘 보이려고 살을 빼려는 사람도 있다. 지금보다 더 아름답고 매력적인 사람이 되려는 것이 목적이라면 긍정적이고 강력한 동기가 된다. 그러나 "제발 살 좀 빼"라며 상대방이 일방적으로 요구했거나 당신의 외모나 식습관과 관련해 상처가 되는 말을 자주 들었기 때문이라면 잠시 멈추고 생각해봐야 한다. 듣는 것만으로도 짜증이 나는 상대방의 태도에 종지부를 찍고자 다이어트를 결심했을 가능성이 높기 때문이다. 건강하고 날씬해져서 지금보다 더 나은 내가 되고 싶은 소망이 아니라 상처받기 싫어서 다이어트를 결심한 것이다.

다이어트 전에 먼저 상대방의 태도가 올바른지, 정말로 당신을 아끼고 걱정해서 그런 행동을 하는 것인지 진지하게 생각해야 한다. 시니컬하고 비아냥대는 사람을 견뎌내느라 폭식을 했고, 그래서 살이 찐 것은 아니었을까? 이렇게 홧김에 찐 살은 상황이 변하면 자연스레 빠지기도 한다. 여러 상황에 따라 그 변화가 배우자와의 이혼이나 연인과의 결별일 수도 있다. 때로는 마음을 열고 진심 어린 대화를 하거나 함께 심리 치료를 받는 것만으로도 호전되기도 한다. 물론 말이야 쉽지만 실천하기가 매우 어렵다는 건 잘 안다. 괜히 그러지 않아도 되는데 이런 상황이 창피할 수도 있다. 그러나 문제 해결을 위한 첫 관문은 실행하는 용기를 내는 데 있다. 그러면 앞으로 어떻게 해야 할지 더욱 명확해질 것이다.

외모 때문에 따돌림을 받는 경우도 이와 비슷하다. 그 때문에 난처한 상황에 처했다면 무작정 다이어트를 시작하지 말고 상황을 개선하려 시도하거나 아예 그런 상황을 피하는 것도 생각해볼 필요가 있다. 그럴 땐 주저 말고 주변에 도움을 요청하라. 집단 따돌림의 희생양이 되었다 하더라도 당신에게 진심으로 손을 내밀어 주는 사람들이 많다는 걸 잊지 말자.

[고치 속의 당신] 현실은 누가 만들었는가?

정말 이상한 질문이다. '나의 현실을 누가 만들었는가?'라니. 도대체 이게 무슨 말인가? 당신은 아마 고개를 갸우뚱하고 있을 것이다. 추측건대 당신도 다른 사람들처럼 현실이란 실제로 존재하는 일이나 상태라고 생각할 것이다. 당신이 의식주를 해결하는 집처럼 말이다. 이런 식으로 생각하면 오히려 간단할 수도 있다. 집은 실제로 존재하며 허상이 아니기 때문이다. 집의 벽, 방, 문, 창문은 전부 손으로 만질 수 있다. 이것이 현실이다. 그리고 당신은 문을 열고 집에 들어가 계단을 오르고 내려올 수 있다. 이 또한 현실이다.

어느 날 당신이 살던 집을 팔았다고 가정해보자. 그리고 몇 주

뒤 옛 동네를 지나다가 살던 집의 리모델링 현장을 목격하게 된다. 현관문이 열려 있다. 발걸음을 멈추고 집 안으로 들어선 당신은 깜짝 놀란다. 인부들이 여기저기 바쁘게 돌아다니며 벽을 허물고 바닥을 철거하고 있다. 그로부터 몇 주가 더 흘러 살던 집을 다시 찾는다. 집 주변의 잔재들이 치워졌고 예전의 모습은 아예 찾아볼 수 없을 정도로 바뀌었다. 창문이 교체됐고, 야외 정원 배치도 달라졌으며 페인트칠도 새로 했다. 집 곳곳의 장식도 달라졌다. 창고에는 사우나 시설이 들어섰고 옥상 테라스가 생겼다.

이렇게 되기까지 꽤나 시간이 걸렸을 것이고 할 일도 많았을 테지만 새 주인은 자신이 원하는 바를 정확히 알고 있었던 것이다. 이제 그 집은 당신의 현실 속에 존재했던 모습과는 180° 변했다. 이런 변화는 현실로 이뤄지기 전까지는 계획 혹은 생각에 불과했다. 어쩌면 꿈이기도 했다. 이 집의 새 주인은 집의 원래 상태가 마음에 들지 않았지만 어떻게 손을 보면 더 좋아지겠다는 판단을 했던 것이다. 그는 자신이 무엇을 원하는지 정확하게 알고 있었고 결국 생각에 불과했던 그 계획이 누구나 공감할 수 있는 현실로 탈바꿈한 것이다.

우리 내면에서 일어나는 상황도 이와 유사하다. 잠재의식에는 여러 가지 정의와 계획이 입력되어 있다. 그건 우리의 현실을 위해 세운 계획이다. 일반적으로 이런 계획은 우리의 습관에 스며든다. 매일 낮 12시에 점심 식사를 위해 구내식당으로 향했다면 주말에도 낮 12시가 되면 배가 고파진다. 또한 출근을 위해 매일 새벽

6시에 기상했다면 휴가를 떠난 여행지에서도 새벽 6시만 되면 눈이 번쩍 뜨일 가능성이 높다. 우리 내면의 신체 리듬이 바뀌기 전까지는 그렇게 될 것이다.

잠재의식에는 일반적인 모습에 대한 정답이 이미 저장되어 있다. 특정 상황에 대한 반응도 마찬가지다. 나에게 어떤 스타일의 옷이 어울리는지, 아침형 인간인지 저녁형 인간인지, 휴가지로 발리를 선호하는지 하와이를 선호하는지, 추리소설을 좋아하지만 공상과학소설은 좋아하지 않는지 등을 이미 잘 알고 있다. 뿐만 아니라 좋아하는 음식도 정확히 알고 있다.

이렇게 나를 규정하는 '표준화'에는 일상의 사소한 습관도 전부 포함된다. 많은 사람들이 스트레스를 받는 상황에 처하면 달콤한 것에 손을 뻗으며 "신경이 예민해질 때는 이게 딱이지!"라며 합리화한다. 공부를 할 때는 초콜릿을 입안에 넣으며 "이제 집중이 잘 되겠지"라고 확신한다. 저녁마다 와인이나 맥주를 한잔할 때도 "하루의 피로를 씻어내는 건 이게 최고지!" 혹은 "늦은 시간 퇴근하고 오면 녹초가 돼서 이것밖에는 아무 것도 할 수 없어"라고 하지 않았던가.

이런 습관들은 모두 일종의 기대를 반영하는 것이다. 잠재의식에 가득 채워져 있는 자신에 대한 기대가 무의식적으로 그렇게 행동하도록 만든다. 운동을 하겠다며 샀던 조깅화는 필요성을 스스로 깨닫기 전까지는 존재 자체를 까맣게 잊게 된다. 그렇게 조깅화는 구석에서 먼지만 쌓여가고 늘 그랬듯 아무렇지 않게 감자칩

봉지에 손을 뻗는다. 굳이 힘들게 뛰면서 운동하지 않아도 괜찮다는 기대가 현실에 반영된 것이다. 사실 기대는 하나의 생각에 불과하기 때문에 충분히 바꿀 수 있다. 비록 이 세상 전부를 바꾸지는 못하지만, 최소한 자신의 생각을 통제하고 실제로 해야 하는 것을 기대하도록 만드는 건 가능하다. 그러면 우리 삶의 현실에서 변화가 일어난다. 이렇듯 우리의 기대는 일상의 방향을 결정하는 내비게이션이 된다.

이제 당신에게 간곡히 권한다. 예전의 길을 벗어나 새로운 목적지를 설정하라고 말이다! 매력적이라고 생각하는 모습을 현실로 만들고 싶다면 자발적이고 의식적인 생각의 전환부터 시작해야 한다. 당신이 가져야 할 생각은 바로 '날씬하고 매력적인 나'의 모습이다. 1장의 〈그런 '척'하면 된다〉(32쪽)에서 연습한 것처럼 말이다.

어쩌다 한 번씩 생각날 때만 날씬하고 멋진 몸매의 소유자처럼 행동하지 말고, 하루 종일 일상을 그런 사람이 된 것처럼 생활하라. 당연히 처음에는 낯설고 이상할 것이다. "난 매력적이고 날씬해"라고 말하는 것이 처음에는 신날 수도 있지만, 거울에 비친 현실을 마주하면 그런 기분과 환상이 처참하게 산산조각 나기 때문이다. 하지만 괜찮다. 이런 감정은 금방 지나간다. 과감히 시도하다 보면 잠재의식은 그 상상을 아주 천천히 그렇지만 점점 확고하게 현실이라고 받아들이고 목표를 달성할 수 있는 길을 찾아내는 걸 체험하게 될 것이다!

당신을 둘러싼 지방층 아래에 과거의 나와 차원이 다른 날씬하고 운동으로 다져진 탄탄한 몸매의 내가 숨겨져 있다고 상상해 보라. 그런 멋진 모습의 당신이 누에고치 속에 숨어 있는 것이다. 이런 상상은 당신의 잠재의식을 흔들어 깨우고 변화를 시도할 의지를 일으킨다. 오래된 집을 리모델링해서 완전히 새로운 집으로 탈바꿈시켰던 새 집주인처럼 말이다.

이제 당신도 인생을 스스로 결정해야 한다! 실패로 얼룩진 과거의 다이어트에 집착하지 말고 잠재의식의 변화를 통해 뭔가를 얻어내는 건설적인 방향으로 유턴하라!

▌마법의 다이어트 수첩 작성법

첫 번째 수첩을 잠시 치워두고 두 번째 수첩을 꺼내자. 이제 이 수첩을 항상 가지고 다니며 매일 먹고 마신 모든 것을 하나도 빼놓지 말고 꼼꼼히 기록하라. 구내식당에서 점심으로 먹은 닭가슴살 샐러드, 업무상 미팅을 기다리며 지루함을 달래려 무심결에 입에 넣었던 사탕은 물론이고 퇴근길에 사온 햄버거 세트까지 빠짐없이 기록한다. 나른한 오후에 잠을 쫓으려 마셨던 커피와 간단한 간식까지도.

먹은 것을 적을 때는 당시의 상황과 기분도 함께 적는다. 혹시 스트레스를 받았는가? 심심했나? 행복했나? 압박에 시달렸나? 그저 그런 기분이었나? 사소한 것도 잊지 말고 적는다. 이제부터는 인식하지 못한 채 습관적으로 먹었던 것은 옛 이야기가 될 것이다.

이때 꼭 기억할 것이 하나 있다. 당신이 이렇게 의식하면서 먹을수록 점점 행동을 통제할 수 있게 된다. 그러면서 무언가를 먹기 전에 잠시 멈춰서 '나는 이것을 정말 먹고 싶은 걸까?'라며 생각하게 된다. 괜찮으니까 마음 가는 대로 먹어도 된다. 그러나 당신은 먹지 않고 참기로 결정할 수도 있다. 또는 대안이 될 음식을 찾거나 아예 아무것도 먹지 않을 수도 있다. 이전에는 선택의 여지가 없었지만 지금은 다르다. 만약 당신이 10번 중 3번은 다르게 반응해 습관적으로 먹지 않고 조금 적게 먹거나 아예 먹지 않는다면 그것만으로도 꽤 많은 열량 섭취를 줄이게 된다.

두 번째 수첩에 우리가 적어야 할 내용은 이게 전부가 아니다. 매일 밤 잠들기 전에 당신의 다이어트 목표를 이루기 위해 노력했던 내용을 구체적으로 적는다. 퇴근길에 평소 내리던 곳에서 두세 정거장 먼저 내려 걸어왔다면 훌륭한 걷기 운동이 될 수 있다. 혹은 맛있으면서도 저칼로리인 요리를 만들었거나 내가 이 책에서 소개한 방법을 실천한 것도 있겠다.

긍정적인 조짐이 조금이라도 있었다면 그것도 빠짐없이 기록한다. 그 변화가 미미했더라도 이런 작은 변화에서 성취감을 느낄 수 있다. 활력이 넘치는 기분을 기록해도 좋다. 살이 쪄서 안 맞던 옷이 다시 들어갔다든지 거울에 비친 모습이 어느 정도 봐줄 만해졌다든지 하는 변화 말이다.

매일 이런 식으로 잠재의식에 다이어트에 관한 긍정적인 생각을 심어줄 수 있다. 이런 간단한 습관으로 다이어트의 효과는 배가된다.

한 연구에서는 실험 참가자들에게 매일 저녁마다 하루 중 특히 좋았던 일 3가지를 기록하는 과제를 주면서 설명도 덧붙이도록 했다. 3개월 뒤, 그들의 행복 지수가 가파르게 상승한 것을 확인할 수 있었다. 이는 대조군의 상태와 눈에 띄게 대비될 정도였다. 나 역시 하루 중 경험한 3가지 멋진 일을 기록하는 것을 이미 오래전부터 실천하며 효과를 체험하고 있다.

그런데 왜 잠들기 전에 해야 하는 걸까? 이유는 간단하다. 잠들기 전에 떠올린 생각은 잠재의식에 빠르게 스며들기 때문이다. 인간의 뇌파는 깨어 있을 때의 빠른 베타파에서 눈을 감자마자 느린 알파파로 전환된다. 의식은 아직 깨어 있지만, 긴장이 풀린 편안한 상태다. 이때 알파파는 의식과 무의식을 연결하는 다리 역할을 한다. 당신이 수고해 습득한 내용은 뇌에서 장기 기억으로 저장되고 그곳에서 잠재의식에 전달된다. 그러면서 날이 갈수록 다이어트를 향한 당신의 노력과 집중, 몸의 변화를 긍정적인 상황으로 받아들이는 인식의 변화가 일어난다. 그러다 깊은 수면 상태에 들어가면 천천히 세타파를 발산하게 된다. 이 주파수 범위에서는 창의력과 상상력의 한계가 사라진다. 잠들기 전 잠재의식에 입력된 내용이 차곡차곡 쌓이면서 무의식적으로 관련된 상상에 적용된다. 이런 과정은 때로 불안한 꿈으로 이어지기도 하지만 인생의 변화를 주도하며 잠재적인 학습 과정이 되기도 한다.

최면에 깊이 빠진 상태에서는 잠든 것과는 달리 의식을 잃지 않았지만 세타파가 생성되기도 한다. 그렇기에 목표를 효과적으로 달성하고 싶다면 잠들기 전에 자연스럽게 최면 상태에 들어가는 것을 적극 활용해야 한다.

당신이 작성하게 될 수첩에는 이렇게 마법 같은 힘이 있다. 조금 번거로울 수 있겠지만, 꼼꼼하게 작성한 기록들이 모여 당신의 삶에 마법을 일으키는 원천이 될 것이다.

잠재의식에 진짜 모습을 심어라

이 시각화 훈련은 눈을 감고 진행한다. 그렇기 때문에 실행하기 전에 내용을 정확히 숙지해야 한다. 그래야만 훈련에 집중하면서 제대로 연상할 수 있다.

우선 차분하게 호흡하면서 시작한다. 숨을 깊게 들이마시고 폐 안에 가득 차는 느낌이 들면 내쉰다. 이렇게 몇 번 반복하면 안정되고 차분해지는 걸 느낄 수 있을 것이다. 이제 마음의 눈으로 항상 꿈만 꾸었던 다이어트에 성공한 나를 그려본다. 매력적인 몸매가 되었지만 누에고치처럼 지방층에 둘러싸여 있다. 당장이라도 밖으로 나오고 싶은 갈망을 느낀다.

다이어트에 성공해 매력적인 모습이 된 나를 다시 그려본다. 이번에는 샤워를 마치고 커다란 거울 앞에 벌거벗은 채로 서 있다. 거울에 비친 모습을 구석구석 천천히 살펴보며 달라진 모습을 감상한다. 탄력 넘치고 건강한 몸매를 감상하며 손끝에서 발끝까지 만족감이 골고루 퍼지는 것을 느낀다. 숨을 쉴 때마다 이 완벽한 만족감이 몸에 가득 차오른다. 부쩍 가벼워진 몸도 느껴보자. 지금까지 감수해야 했던 버거운 몸에서 해방된 짜릿한 기분을 만끽해보자.

큰소리로 "그렇지, 내가 바라던 모습이 바로 이거야!"라고 외쳐본다. 껍질을 벗고 진정한 모습으로 세상에 등장할 수 있는 원동력은 이미 내면에 존재한다. 자신에게 이렇게 외치자.

"이게 내 진정한 모습이야. 무슨 일이 있어도 이렇게 되고 말겠어. 꼭 이렇게!"

나의 진짜 모습을 그리며 이 순간을 조금 더 즐긴다. 생각만으로도 감탄사가 나오는 흐뭇하고 멋진 광경이다. 이 멋진 감정이 당신의 몸 구석구석에 넘쳐흐르게 하라. 숨을 쉴 때 들어온 만족감을 배로 불어넣는다. 그렇게 깊이 들이마시고 내쉬는 것을 3회 반복한다. 그런 뒤 다시 눈을 떠라.

시간이 있을 때마다 이 훈련을 반복한다. 단 1~2분만으로도 자신에 대한 인식과 잠재의식에 큰 영향을 줄 수 있다.

4

살이 빠지는
주문

관계의 도구로 사용하는 말에는 문자가 갖지 못한 놀라운 힘이 있다. 말은 기억이나 감정 같은 내면의 모습이 살아 움직이게 한다. 나를 찾아온 내담자를 대할 때도, 세미나 참가자와 이야기를 나눌 때도 그 힘을 느낀다.

최면에서는 이런 말을 영리하게 활용하는 암시가 큰 부분을 담당한다. 암시도 연상을 일으키는 개념이다. 어쩌면 당신에게는 암시라는 것이 눈속임이나 비밀스런 속임수처럼 뭔가 은밀한 것으로 들릴 수도 있다.

사실 암시라는 것은 특정 상황으로 이어지는 판타지를 언어로 표현한 것에 불과하다. 제대로 적용하기만 하면 내가 의도한 대로 현실을 이끌 수 있는 도구가 된다. 암시는 엄청난 기술과 기적의 힘을 선물하고 오래 곪았던 마음의 상처도 치유할 수 있다. 마치 동화에 등장하는 마법의 주문처럼 말이다.

▌암시의 두 얼굴

말은 머릿속에 그림을 그리게 하고 시야를 다른 방향으로 전환하는 능력이 있다. 말로써 우리는 지속적으로 변화할 수 있다.

말은 인지하지 못한 일상적인 상황에서도 암시 효과를 발휘한다. 대표적인 것이 칭찬이다. 상냥한 말 한마디에 갑자기 날개가 돋아 구름 위로 붕 떠오르는 기분이 들면서 조금 전에 가졌던 불만은 어느새 눈 녹듯 사라진다. 늘어가는 주름살과 얼굴 한가운데의 뾰루지, 타이어를 두른 듯한 뱃살 때문에 우울했던 기분마저 기억나지 않는다. 쇼윈도에 비친 모습이 마냥 사랑스럽게 보이고 단점 대신 매력적인 면만 눈에 들어온다.

이처럼 공감을 일으키는 칭찬 한마디는 불과 몇 초 사이에 시야를 다른 곳으로 옮기고 긍정적인 방향으로 현실을 받아들이도록 변화시킨다. 미니 최면술의 좋은 사례라 할 수 있다. 심지어 몸의 화학반응과 신진대사까지도 거기에 맞춰진다. 식욕이 감소하고 스트레스 수치도 낮아지는 것이다.

반대로 별 생각 없이 툭 내뱉은 이기적인 말은 오랫동안 쫓아다니며 깊은 불신과 의심의 나락으로 떨어뜨린다. 안드레아의 이야기를 들어보자. 사춘기 시절에 알고 지내던 한 남자친구가 그녀에게 이렇게 말한 적이 있다.

"넌 최소한 두 번은 만나야 진면목이 보이는 여자야."

그는 위로의 뜻으로 했던 말이었다지만 안드레아에게는 비수가 되어 마음에 꽂혔다. 평퍼짐한 골반과 비만에 가까운 자신의 몸을 보면서 유전자까지 혐오하기 시작했다. '두 번은 봐야 진면목이 보인다'는 말은 '어쩔 수 없이 차선으로 선택한다'고 들렸을 것이다. 누가 그런 사람이 되고 싶겠는가? 그럴 의도는 없었다지만, 그 한마디는 그녀를 옭아맸다. 이런 말들은 단 한 번만 들어도 사라지기는커녕 방금 있었던 일처럼 항상 생생하게 눈앞에 펼쳐진다.

경험에는 강렬한 감정이 함께한다. 그 때문에 의도치 않은 말로 안드레아의 잠재의식에는 '신체적 표지somatic marker'에 의해 부정적인 감정이 솟구쳤고 결국 잊을 수 없는 기억이 되어버렸다.

감정이 잠재의식에 들어와 사고와 판단에 영향을 주는 것을 말하는 신체적 표지는 원래 생존을 보장하는 작동 원리다. 잠재의식은 내면에서 솟아오르는 모든 감정을 중요하다고 판단한다. 특히 부정적인 감정은 위험한 상황이라고 받아들인다. 인류는 예전부터 맹수, 악의가 있는 적 혹은 위험한 기상 상태를 재빨리 알아차리고 대처하기 위해 이런 능력을 적극 활용했다. 그러려면 경험으로 습득한 부정적인 기억이 계속 유지되어야만 했다.

이 작동 원리가 안드레아의 귓가에 같은 말을 맴돌게 한 주범이다. '두 번은 보아야 하는 여자' 혹은 '차선책'이라는 메시지는 무한히 반복되며 일종의 암시가 되었고, 자괴감과 열등감을 불러일으켰다. 그동안 혹독한 다이어트와 요요 현상을 반복하며 지쳐 있던 그녀는 결국 체념해 다이어트 포기를 선언하기에 이르렀다. 하지만 그녀의 이런 심리 상태와는 별개로 그녀에게 반해 사랑에 빠

자기최면 다이어트

진 남성들에게 안드레아는 그 누구와도 비교할 수 없는 아름다운 여성이었다. 그들은 계속해서 그녀에게 긍정적인 메시지를 주었다. 시간이 지나자 안드레아도 상처가 된 그 남자친구의 말을 조심스레 다시 생각해보기 시작했다. 안드레아의 머릿속에도 자신은 그저 그런 루저가 아니라는 생각이 서서히 자리잡기 시작했다.

안드레아는 자신이 펑퍼짐한 골반과 불어난 체중으로도 감춰지지 않는, 누구보다 여성스러운 몸매를 가지고 있다는 사실을 깨달았다. 그때부터 그녀는 자신을 사랑스러운 눈길로 바라보게 되었다.

현재 모습을 받아들이고 무리하게 시도했던 다이어트를 포기하자 모순투성이던 식습관에도 변화가 찾아왔다. 달콤한 디저트에 손이 가는 횟수가 줄어들었고 샐러드도 예전만큼 끔찍하지 않았다. 자극적인 소스가 아닌 올리브유로 조리한 스파게티도 먹을 만했다. 점점 몸이 하는 말에 귀를 기울이며 먹고 싶은 음식을 부담 없이 먹었다.

그렇게 본능을 따른 그녀의 선택은 옳았다. 몸무게가 줄어들기 시작한 것이다. 이후 안드레아는 편안한 마음으로 자신의 장점이 극대화되도록 균형을 잡을 수 있었다. 그리고 자신을 사랑해준 여러 남성들 중에서 평생을 함께하기로 결정한 한 사람에게는 자신이 이 세상에서 가장 아름다운 여자라고 확신하고 있다.

안드레아의 사례에서 볼 수 있는 식습관이 내가 당신에게 권하려는 방법이다. 자신에게 가장 적절한 음식을 직관적으로 선택하는 습관을 길러 스트레스 없이 원하는 몸무게를 달성하고 그런 몸매를 꾸준히 유지하는 것 말이다.

나는 당신이 안드레아보다 훨씬 수월하고 더 빠르게 다이어트를 성공할 수 있도록 도우려 한다. 그러기 위해 여러 방법 중에서도 말을 활용하려 한다.

▌뇌를 다시 프로그래밍하라

잘못된 말은 앞길을 가로막지만 적절한 말은 날개를 달아준다. 이 방법을 적극 활용하면 과거의 장애물을 수월하게 극복하고 일상을 건설적으로 보낼 수 있다. 신경학자 앤드류 뉴버그는 우리가 평소에 많이 사용하는 표현에 따라 뇌에 변화가 생긴다고 주장했다. '두려움'이나 '걱정'처럼 부정적인 의미를 가진 단어가 포함된 문장은 스트레스를 부른다. 게다가 스트레스를 해소하는 데 필요한 호르몬이 분비되는 것도 방해한다. 진심으로 다이어트 성공을 원한다면 이는 매우 비효율적인 상황이다.

반면 '활기찬', '사랑' 혹은 '행복' 같은 긍정적인 표현은 정반대의 효과를 경험할 수 있다. 이런 표현은 뇌에서 언어와 동적인 활동을 관장하는 전두엽을 자극한다. 자극이 일어나면 곧바로 행동으로 연결된다. '아침에 꼭 조깅을 해야지'라는 생각이 들면 생각에 그치지 않고 행동으로 이어지도록 하는 것이다. 암시나 다름없는 이런 긍정적인 표현을 규칙적으로 사용하면 뇌의 다른 부위도 함께 활성화된다.

이는 자신과 타인에 대한 인식에도 영향을 준다. 자신에게 애정 넘치는 표현을 아끼지 않으면 타인을 평가할 때도 장점부터 보게 된다. 반대로 자신을 비하하는 사람은 주변 사람도 무시하고 질투하게 된다.

장기적으로는 습관적인 사고방식이 중요한 정보를 골라내고 전달하는 데 기준이 되는 시각을 재구성한다. 감각 기관에서 받아들인 정보의 홍수 속에서 가치가 있다고 여겨지는 정보를 재구성된 새로운 기준으로 가려내게 된다. 이를 바탕으로 뉴버그와 그의 연구진은 단어 선택이 가치관의 변화를 일으킬 수 있다고 보았다.

안드레아의 사례를 다시 떠올려보자. 어떤 가치관으로 세상을 바라보는가에 따라 현실이 결정될 수 있다. 의식적으로 긍정적인 표현을 쓰는 사람은 뇌의 든든한 지지에 힘입어 좋은 점들을 더 많이 인지할 수 있다. 이런 건설적인 시각은 새로운 동기부여의 계기가 된다. 다이어트를 할 때는 최적의 식단을 선택할 수 있는 직관이 활성화된다. 긍정적인 방향의 암시를 통해 행복해질 수 있고, 스트레스를 받지 않고도 활동적으로 변해 날씬한 몸으로 거듭나게 된다.

사실 현실이란 것은 애초에 존재하지 않는다고 하는 것이 맞다. 최소한 뇌의 관점에서는 그렇다. 연구에 따르면 사람은 초당 60바이트의 정보를 인식할 수 있다고 한다. 하지만 주변의 모든

정보를 제대로 인식하려면 최소한 초당 1,500만 바이트를 처리할
수 있어야 한다. 그것은 인간의 능력을 훨씬 벗어난다. 따라서 뇌
는 인식한 것 중에서 필요한 부분만 선별해 현실이라 믿는 것을 만
들게 되는 것이다. 그렇다면 날씬하고 건강하게 할 수 있는 생각만
선택하지 않을 이유가 없지 않을까?

▌"나는 날마다 조금씩 날씬해진다!"

새로운 시야를 갖게 하고 긍정적인 현실로 이끄는 힘을 가진 말을
완벽하게 구사했던 이가 있었다. 그는 프랑스의 약사이자 심리학
자였던 에밀 쿠에다. 19세기 말 프랑스 트로와 지역에서 약국을 운
영했던 쿠에는 놀라운 말의 힘을 경험했다.

"이번 약은 효과가 좋아요. 분명 도움이 될 거예요."

이런 격려와 함께 약을 건넨 환자들의 증세가 빠르게 좋아지
는 것을 발견한 것이다. 변화를 가져오는 말의 효과는 그가 심리학
을 공부하게 되었을 때 주 연구 분야가 된다. 덕분에 쿠에는 훗날
자기암시와 자기최면의 아버지로 불리게 되었다.

"나는 모든 면에서 날마다 더 좋아지고 있다!"

쿠에가 남긴 이 유명한 암시는 지금까지도 활용된다. 쿠에 자
신도 청각을 통해 자신의 잠재의식에 새겨지도록 날마다 이 문장
을 큰소리로 되뇌었다고 한다.

자기최면 다이어트

쿠에의 이 문장은 매우 영리한 표현이다. 많은 사람들은 자신에게 암시를 걸 때 자신의 상황과 관련이 없는 타인의 입장에서 표현하기 때문에 내면에서는 거부감이 생긴다. 현재 심각한 비만 상태인데도 "나는 날씬하고 아름다워"라고 말하면 마음속에서는 이 말을 믿지 못한다. 그렇게 되면 잠재의식에 메시지가 전달되고 입력될 가능성조차 사라지고 만다. 그렇지만 쿠에처럼 암시를 건다면 잠재의식이 거부감 없이 메시지를 받아들이게 되어 메시지를 자신과 연계하는 것이 수월해진다. 당신도 쿠에의 표현을 활용해 이렇게 말해보라.

"나는 날마다 조금씩 날씬해지고, 아름다워지고 있다!"

비록 지금은 좀 볼품없지만, 아름다운 몸매가 숨어 있다는 것을 효과적으로 표현했다. 이 문장은 애벌레가 여러 번 허물을 벗고 나서 나비가 되는 것처럼 다이어트가 당장 오늘내일만으로 해결되는 것이 아닌, 여러 단계를 거쳐야 하는 긴 여정임을 기억하게 돕는다.

거울에 비친 모습이 마음에 들지 않더라도 내일은 조금 더 좋아질 것이고, 모레는 더 날씬해질 것이다. 이 정도라면 잠재의식을 크게 거스르지 않는다. 게다가 잠재의식에는 아무런 지시도 내리지 않았다.

잠재의식이 잘못 작용하면 얼마나 비생산적인 상황이 되는지 안드레아의 사례에서 살펴본 것을 기억할 것이다. 잠재의식은 그런 부작용 없이 천천히 그리고 건강하게 진행될 다이어트의 든든한 조력자가 된다. 그리고 내게 딱 맞춘 도구처럼 잠재의식을 활용할 수 있다.

특히 뚜렷한 목적을 가지고 수행하는 자기최면에서는 암시를 활용해야 확실한 효과를 볼 수 있다. 그러기 위해서는 우선 가벼운 최면 상태에 들어가야 한다. 어려워 보이지만, 생각보다 훨씬 간단한 방법이 있다.

최면계의 선구자 데이브 엘먼의 이름을 딴 최면 유도법인 '엘먼 인덕션elman induction'은 최면 기법의 고전으로 몸과 마음이 완전히 이완된 상태에서 잠재의식이 열리도록 돕는다(89쪽 참조). 이 기법은 단 몇 분이면 배울 수 있고 기법의 효율과 신뢰도도 좋아 발표 당시부터 선풍적인 인기를 얻었다.

1940년대 인기 있는 라디오 진행자였던 엘먼에게 최면은 오래전부터 즐겨온 취미였다. 엘먼이 어릴 때 그의 아버지는 암으로 고생했다. 그런 아버지의 고통을 줄여준 건 최면이었다. 이것을 계기로 엘먼은 최면에 관심을 갖기 시작했고 독자적인 방식으로 최면 기법들을 배웠다. 이런 그의 삶은 어릴 때부터 친구들에게 최면을 거는 것을 즐겼던 나와 비슷하다.

어느 날 엘먼이 생방송으로 진행하던 라디오 프로그램의 마지막 메인 코너가 갑자기 취소되는 일이 발생했다. 갑작스럽게 비어버린 시간을 때워야 했던 그는 특별한 이벤트로 최면쇼를 떠올렸다.

마침 그날 방송에는 여러 의사들이 참여하고 있었다. 그들에

자기최면 다이어트

게 이 이벤트는 최면이 그저 눈속임에 불과한 마술 같은 것이 아니라 진지하게 접근해야 하는 의학적 수단임을 깨닫게 하는 계기가 되었다. 방송 후 최면 이벤트에 감명을 받아 찾아온 의사들에게 엘먼은 최면 기법을 전수하기도 했다. 이후로 많은 의사들은 마취를 견디지 못하는 환자에게 엘먼 인덕션을 활용하기 시작했다.

최면에 대한 인식을 단번에 바꿔버린 엘먼의 이벤트는 내가 라디오 다이어트 최면 기법을 구상하는 데 큰 영감을 주었다.

엘먼 인덕션은 간단하면서도 효과적이어서 자기최면 입문용으로 제격이다. 또한 최면 훈련을 준비하는 데 아주 훌륭한 예비 과정이 된다. 이제부터 엘먼 인덕션을 통해 생각에 따라 즉각적으로 반응하는 몸을 경험하게 될 것이다. 그때부터 잠재의식에 '지금 말하는 것은 모두 진실이야. 그러니까 이어서 말할 것도 진실이야'라는 생각이 입력된다. 이렇게 무의식적으로 판단을 유보하려는 상태가 줄어들고 잠재의식은 새로운 것을 수용할 준비를 한다. 그 순간 암시를 막는 장애물이 사라져 더 폭넓은 효과를 발휘하게 된다.

엘먼 인덕션 과정을 최소한 두 번 이상 읽은 뒤 보지 않고도 할 수 있도록 숙지한다. 순서를 익혔다면 이제 눈을 감는다. 그리고 방금 읽었던 내용을 머릿속에 떠올린다. 눈꺼풀이 굳게 닫히면 쿠에의 방식을 따라 다이어트를 위한 암시를 소리 내 외운다.

"나는 날마다 조금씩 날씬해지고, 아름다워지고 있다!"

혹시 잘 되지 않는다고 해도 무리할 필요 없다. 이 훈련을 자주 반복할수록 말과 생각은 하나로 통합된다. 매력적으로 변할 미래의 자신을 마음에 즉시 불러오는 것이 더 수월해져 최면의 힘을 제대로 발휘하게 된다. 혹독한 다이어트나 이것저것 제한하고 스스로를 감시하지 않아도 마법처럼 벌어지는 인생의 변화를 경험할 것이다.

앞에서도 강조했듯, 우리는 걱정 없이 맛있게 먹고 인생을 제대로 즐기면서도 건강하고 날씬할 수 있는 방법을 알고 있다. 물론 지금 당장은 그런 모습이 아닐지라도 말이다. 그 계획은 이미 존재하기 때문에 굳이 계획을 세울 필요가 없다. 내면의 내비게이션에 원하는 목표를 설정하고 안내를 따라가면 된다. 그러면 나만을 위한 맞춤옷을 입은 듯 자연스럽게 목표를 달성하도록 이끄는 나만의 생활 습관을 발견하게 될 것이다.

▌잠자는 본능을 깨워라

다양한 다이어트를 시도하면서 오랜 기간 살과의 전쟁을 치러왔다면 올바른 식습관 같은 타고난 직관은 그 과정에서 함께 퇴화됐을 것이다. 인간은 자신에게 이로운 것이 무엇인지 직감적으로 알 수 있다. 그렇지 않았더라면 인류는 지금까지 살아남지 못했을 것이다. 이런 지식은 건강한 식습관을 소개하는 다이어트 책에만 있는 비밀이 아니라 당신의 유전자에 이미 입력되어 있다. 그렇기에 우리 조상들은 온통 초록빛 숲에서도 빨간 사과와 딸기, 노란 배

자기최면 다이어트

혹은 보랏빛 자두, 주홍빛 호박, 알록달록한 파프리카처럼 잘 익은 과실을 알아볼 수 있었다.

과즙으로 가득하고 비타민이 풍부한 과일을 보면 침이 고이기 마련이다. 같은 이유로 라벤더가 흐드러진 들판을 지날 때면 그 풍경에 심취해 멈춰 바라보거나 민트나 바질, 오레가노처럼 몸에 좋은 허브의 감촉을 손끝으로 느끼며 그 향에 취하게 된다. 개나 고양이는 색상을 식별하는 망막이 사람처럼 발달하지 않아 과일, 채소, 허브 등의 시각적인 면에 전혀 관심을 갖지 않는다. 하지만 후각으로는 사람과 완전히 다른 형태의 자극을 받는다. 그 이유는 아주 간단하다. 과일과 채소는 개와 고양이가 속한 포식자류에게는 아무런 가치가 없기 때문이다.

감각기관 중에서 특히 코와 눈은 몸에 꼭 필요한 성분이 있는 곳으로 우리를 이끈다. 감각이 이끄는 대로 필요한 식재료가 있는 장소로 발걸음을 옮기면 된다. 그러나 아쉽게도 향기롭고 장밋빛으로 빛나는 유기농 사과를 바로 따서 달콤한 맛을 음미할 수 있는 기회는 쉽게 허락되지 않는다. 도시에서는 이런 천국 같은 텃밭이나 과수원을 찾아보기 힘들어졌다. 설령 그런 텃밭을 작게라도 가지고 있더라도 제한된 시기에만 과실을 수확할 수 있다. 하지만 도시에는 역설적이게도 선택의 폭이 훨씬 넓은 대안이 있다. 그건 바로 시장이다. 신선하고 맛있는 식재료로 가득한 시장에서 행복을 배가시키고 매력적인 몸매를 유지하도록 돕는 식재료를 간편하게 구할 수 있다.

먹는 것과 관련한 본능을 배우고 강화하는 건 감각적이면서 흥미롭고 매우 중요한 과정이다. 훗날 다이어트에 성공한 뒤 지속적으로 몸매를 유지하기 위해서도 이것은 선택이 아닌 필수다. 하지만 당신의 판단력을 흐리고 올바른 식습관을 방해하는 위험 요소들이 지뢰처럼 곳곳에 널려 있다.

다음 장에서는 이 주제에 대해 살펴볼 것이다.

자기최면 다이어트

살 빠지는 주문을 걸어라

종이 한 장을 준비하고 두꺼운 펜으로 아래의 단어들을 크게 써서 자주 드나드는 곳에 붙이면 각 단어가 지닌 힘을 활용할 수 있다.

다이어트에 도움을 주는 단어로는 '생기가 돈다', '몰라보게 변한다', '우아해진다', '깃털처럼 가볍다' 혹은 돌려 말하지 않고 '날씬하고 매력적인 나'라고 쓸 수도 있다. 이런 말들을 써서 붙이면 의도적으로 읽으려고 하지 않아도 잠재의식은 어떻게든 그 내용을 인지한다. 그것만으로도 다이어트를 위한 자극이 된다.

음식을 향한 본능을 믿어라

시간적으로 여유가 있는 날을 골라 최대한 이른 아침에 시장으로 가보자. 이른 아침에는 사람이 많지 않아 시장 골목을 마음껏 돌아다닐 수 있다.

아침을 거른 채 빈속으로 장을 보는 것은 그다지 권하지 않지만, 너무 든든하게 먹고 가는 것도 좋지 않다. 허기만 살짝 달랠 정도로 가벼운 식사를 하면 당신을 유혹하는 수많은 음식 냄새를 따라가는 상황을 막을 수 있다. 배가 고파지면 식욕이 자극되어 그만큼 감각도 예민해지기 때문이다.

우선 처음에는 여유롭게 둘러보며 매대에 놓인 물건들을 차분한 마음으로 신중하게 살펴본다. 그런 뒤 내면의 소리에 귀를 기울인다. 혹시 유난히 입맛을 사로잡는 재료가 보이는가? 코끝을 붙드는 향긋한 냄새가 나는 곳은 어딘가? 있다면 그곳으로 가라. 주인이 허락한다면 직접 들고 냄새도 맡아보고 만져보자.

매끄러운가? 아니면, 거친가? 모양은 어떠한가? 혹시라도 생소한 과일이나 채소라면 주인에게 물어보자. 관심을 보이는 잠재 고객에는 맛볼 것을 권하고 추천할 만한 요리법이나 잘 어울리는 다른 식재료도 알려주기 마련이다.

참고로 과일이나 채소로 제한할 필요는 없다. 시선을 사로잡는 식재료가 치즈, 빵, 오일, 올리브 혹은 햄 같은 가공식품이라도 괜찮다. 그것도 꼼꼼히 살펴본다. 시식이 가능하다면 먹어보라. 괜찮다. 당신이 하고 있는 다이어트는 뭔가를 제한하지 않는다는 것을 기억하라. 먹어서 안 되는 건 없지만, 침착한 상태를 유지해야 한다. 시식을 할 때는 입 안에 넣고 혀의 감각으로 맛을 느끼며 퍼지는 모든 풍미를 파악할 수 있을 정도로 천천히 음미해야 한다. 그리고 내면에서 하는 말에 집중한다.

어떤 점이 만족스러운가? 입안에 침이 고이게 하는 특별한 매력은 무엇인가? 천천히 생각하라. 시간에 쫓기는 삶을 살았던 사람은 인스턴트 식품이나 패스트푸드에 익숙하다 보니 순수한 자연 본래의 맛에 다시 익숙해지려면 시간이 필요하다. 이것은 당신이 꿈꾸는 매력적이고 행복한 나를 향해 가는 길목에서 무엇보다 중요한 첫걸음이다. 입맛을 끄는 재료를 찾았다면 장바구니에 담자. 이때 가지고 있는 재료만 입력하면 가장 적합한 조리법을 알려주는 앱이나 사이트를 활용하는 것도 좋다.

장을 볼 때 꼭 시장으로 가야 하는 이유가 있다. 대형 마트나 슈퍼마켓에는 고객의 마음을 사로잡기 위한 마케팅 술수가 가득하기 때문이다. 특수 조명을 이용해 채소나 과일의 색을 보다 싱그럽고 잘 익은 것처럼 보이게 하거나 섬세하게 후각을 자극하는 향을 주기적으로 분사해 지갑을 열게 만든다. 게다가 정교하게 설계된 라벨의 배치 등 다양한 기법을 총동원해 미처 느끼지 못하는 사이 당신의 선택을 좌우한다. 이것은 실제로 경험한 바를 설명하는 것이다.

나는 몇 년 전 과학 프로그램의 의뢰를 받아 미리 선정해둔 특정 상품을 실험 참가자가 구매하도록 유도하는 여러 장치를 고안했다. 다양한 장치를 설치한 다음날, 마트를 방문한 실험 참가자는 내 전략에 넘어가 미리 선정한 상품을 구매했다. 이렇듯 마트에서만큼은 당신의 감각과 선택을 신뢰하면 안 된다.

내면의 욕구를 알아차리는 연습이 아직 충분히 되지 않았고 시장을 방문할 기회도 없다면 상상력을 동원해 이 훈련을 할 수 있다. 다양한 식재료를 머릿속에 떠올리면서 몸의 반응을 관찰하는 것이다. 또 다른 대안으로는 사진이 많이 수록된 요리책을 보는 방법도 있다. 입안에 침이 고이게 하는 음식이 있다면 그것이 다음 메뉴가 될 수도 있다. 그게 무슨 음식이든 그냥 맛있게 즐겨라.

엘먼 인덕션

아래 최면 유도문을 읽으면서 '이 암시가 제대로 힘을 발휘하면 다시는 눈을 뜨지 못하는 건 아닐까?'라는 걱정을 할 수도 있다. 그러나 걱정하지 않아도 된다. 연상을 멈추면 즉시 원래대로 돌아오고 예전처럼 눈을 뜰 수 있다. 초인종 소리나 잠에서 깬 아기의 우는 소리에 놀라 작용이 멈출 수도 있다. 최면을 시작할 때처럼 자연스럽게 빠져나오고 싶다면 반대로 눈가의 근육에 다시 힘이 들어가는 상태를 연상하면 된다.

먼저 눈을 감습니다.
눈꺼풀의 미세한 근육까지 완전히 힘이 빠지는 상태를 떠올립니다.
점점 눈을 둘러싼 모든 근육에서 힘이 빠지고 편안해집니다.
이 생각 속으로 더 깊이 들어갑니다.
이제 눈가의 근육은 완전하게 힘이 빠진 상태가 되었습니다.
눈을 뜰 수 없을 정도로 말이죠.
눈에 힘을 주어도 눈꺼풀이 들리지 않습니다.
아주 깊은 편안함 속에 모든 힘이 빠진 상태를 떠올립니다.
눈을 뜨려고 시도해봅니다.

5

잠재의식
길들이기

앞서 준비한 첫 번째 수첩을 펼쳐서 '먹는 것의 장점은 무엇인가'에 대한 답변을 다시 읽어보자. 다이어트 효과를 계속 유지하고 싶다면 먼저 이해해야 하는 핵심 포인트가 하나 있다.

"필요한 양보다 더 많이 먹게 되는 이유가 뭘까?"

과체중으로 고민하는 사람들은 이렇게 핵심을 찌르는 질문을 받으면 아무런 말도 하지 못하고 얼굴만 붉히곤 한다. 상담을 할 때 이런 경우를 자주 볼 수 있었다. 사실 이 질문에 대한 답이 워낙 명확하고 간단하다 보니 죄책감을 느끼는 것 같았다. 평소 소모하는 열량만큼만 먹으면 문제가 되지 않는다.

과체중인 사람들은 식습관에 규칙 자체가 없었고 작은 움직임조차 버거워했다. 결국 건강마저 잃게 된 후에 모든 것이 자신의 나약함 탓이라며 자책했다. 하지만 그렇게 단순한 문제가 아니다. 만약 당신도 계획대로 되지 않을 때마다 자신부터 탓했다면 그런 행동은 이제 그만두자. 그건 당신이 나약하거나 뭔가 잘못했기 때문이 아니다. 살이 찐 원인은 완전히 다른 곳에 숨어 있다.

바로 우리 뇌와 잠재의식이 그 주범이다.

▌먹는 것을 멈출 수 없었던 이유

도파민은 뇌에서 분비되는 핵심 신경전달물질 중 하나다. 도파민의 본래 기능은 생존과 번식을 확실히 보장할 수 있는 행동을 유도하는 것이다. 식욕이나 성욕을 불러일으켜 행동으로 옮기게 만드는 것이 대표적인 사례. 사회적 활동도 도파민의 영향을 받는다. 덕분에 주변 사람들을 도와주거나 함께 문제를 해결하려는 욕구가 생기는 것이다. 또한 적절한 휴식과 충분한 식사를 통해 활력을 충전해 스스로를 돌보는 데도 기여한다.

도파민은 자극에 의해 분비된다. 배가 고픈 상태에서 막 튀겨낸 프렌치프라이 냄새를 맡으면 먹는 행동으로 유도하기 위해 도파민이 분비된다. (물론 프렌치프라이를 좋아한다는 전제가 필요하다.) 이런 욕구를 따라 프렌치프라이를 순식간에 흡입하면 뇌의 중뇌 피변연계가 활성화되어 생존 활동인 영양분 공급에 대한 보상으로 엔도르핀이 분비된다. 아편의 주성분인 모르핀과 유사한 기능을 하는 엔도르핀은 행복을 선사하는 수제 마약인 셈이다.

이런 작용은 예상치 못한 부작용을 불러온다. 우리의 뇌가 프렌치프라이를 먹으면 행복감이라는 보상이 따른다는 걸 학습해버린 것이다.

인간에게는 꽤 치밀한 프로그램 하나가 작동하고 있다. 그건 바로 '배고프면 괴로워 말고 그냥 먹어!'라고 부추기는 포만감이다.

포만감을 느끼기까지는 매우 복잡한 과정을 거친다. 여기에는 체지방 생성에 관여하는 신경전달물질인 렙틴의 역할이 중요하다. 렙틴은 체지방을 일정 수준으로 유지하기 위해 복합적인 연쇄 반응을 일으켜 일시적으로 도파민 분비를 늘린다. 그렇게 되면 프렌치프라이나 다른 맛있는 음식을 갈망하는 욕구가 사라진다. 즉, 도파민 수치가 높아지면 도파민 수용체 활동이 감소하면서 결과적으로 식욕이 줄어드는 것이다.

이런 기능이 제대로 활성화되면 날씬한 몸매를 유지할 수 있다. '충분히 먹었다', '더 먹지 않아도 되겠다' 같은 생각만으로도 숟가락을 쉽게 놓을 수 있게 된다. 가끔 결혼식 뷔페에서 과식을 하는 예외적인 경우가 생겨 뱃살이 조금 더 붙더라도 그 이후에는 렙틴의 작용을 통해 자연스레 식욕이 억제된다. 건강한 식습관을 가진 사람들이 몸매를 계속 유지할 수 있는 이유이다. 이론적인 이야기지만, 체지방이 증가할수록 식욕은 감소한다는 직접적인 상호작용이 일어나기에 렙틴은 비만에 대응하는 효과적인 예방법이 될 수 있다.

안타깝게도 비만인 사람들에게서는 이런 프로그램이 제대로 작동하지 않는다. 체지방이 많은 사람일수록 더 많은 양의 렙틴이 분비된다. 그러나 과도한 호르몬 분비는 해당 기능의 저하로 이어진다. 렙틴의 과다 분비는 감각을 무뎌지게 해 렙틴에 대한 내성을 만들어 식욕 억제라는 우리가 기대한 궁극적인 결과를 얻지 못하게 한다.

그러나 다행히도 과도하게 높았던 체지방이 감소하면 렙틴에

자기최면 다이어트

대한 내성도 함께 해소된다. 또한 렙틴 외에도 포만감을 느끼게 하는 요인들이 존재한다. 위벽의 확장과 장에서 분류된 음식물의 영양 함량도 포만감에 중요한 역할을 한다. 최근 연구에 따르면 간에서 분비하는 FGF21 호르몬도 달콤한 음식에 대한 욕구를 낮추는 역할을 한다고 한다.

이처럼 렙틴에 대한 내성이 일시적으로 일어나더라도 걱정하는 것만큼 심각한 상태는 아니다. 과식을 하게 되는 원인은 포만감 외에도 다른 몇 가지 요소들이 더 있다.

▌식욕을 잠재우는 명상법

도파민을 통해 느끼는 행복은 제로 칼로리다. 명상을 할 때도 도파민 분비가 크게 늘어난다. 명상이 그저 지루했다면 안타깝게도 명상을 제대로 하지 못한 것이다. 명상의 핵심 기능인 한 가지에 대한 완벽한 집중은 최면과 동일하다. 제대로 명상을 수행한다면 암시를 제외하고 자기최면과 다름없는 효과를 얻을 수 있다.

명상의 형태는 다양하다. 요가나 태극권처럼 호흡이나 동작에 집중하기도 하고 특정 대상이나 장면을 주시해 집중하기도 한다. 그 외에도 채소 자르기, 창문 청소 등도 집중의 대상이 될 수 있다. 나는 승려 틱낫한의 걷기 명상을 보면서 산책을 마법 같은 활력의 원천으로 만들 수 있는 행복 의식에 대한 영감을 얻었다. 이 명상을 시도하기 전에 몇 가지 주의할 사항이 있다.

우선 가장 편안함을 느낄 수 있는 환경을 찾아야 한다. 숲, 공원, 커다란 정원 등 어디든 상관없다. 맨발로 들판이나 해변을 걷고 뛸 수 있을 만큼 따뜻한 계절이면 효과는 배가된다. 사실 근본적으로는 이렇게 이동하며 하는 명상은 어디에서나 할 수 있다. 시끌벅적하고 사람들에게 치이는 도시의 출근길이라도 말이다. 단지 주변의 소음 때문에 걷기에만 집중하는 것이 다소 어려울 수 있지만 계속 연습하다 보면 어느 순간 자연스러워질 것이다.

명상을 시작하면 오직 걷는 것에만 집중하게 된다. 본격적으로 시작하기 전에 먼저 연습을 하길 권한다. 걸을 때는 천천히 움직이면서 내면의 소리에 귀를 기울인다. 발바닥으로 느끼는 감촉은 어떠한가? 다리 근육의 움직임은? 피부에 닿는 공기의 온도 는 적당한가? 지금 입고 있는 옷의 무게와 감촉은? 몸 구석구석에서 받아들이는 다양한 감각을 느낀다. 그리고 몸속 깊숙이 들어와 온몸으로 퍼진 후 다시 밖으로 흘러나오는 호흡을 의식한다. 이 명상을 수행할 때는 오직 나만의 세상을 느끼는 데 집중한다.

의식이 진행되는 동안 1장 도입부에서 연습했던 〈웃음 훈련법〉(14쪽)을 떠올리며 의도적으로 미소를 지어보자. 의도적이더라도 활짝 웃으면 즐거운 일이 일어나고 있다고 뇌에 신호를 보내게 된다. 이런 신호를 감지한 뇌는 그에 대한 반응으로 만족감을 일으키고 (무엇보다 우리가 바라는) 식욕을 억제할 수 있는 세로토닌을 분비한다. 세로토닌은 도파민과 직접적으로 연관되어 있으면서

서로 균형을 이뤄 상호작용을 일으키는 호르몬이다.

명상을 시작하기 전에 무엇을 어떻게 해야 할지 미리 예상할 수 있도록 지문을 숙지한다. 소리 내 읽으면 효과가 더 좋다.

▌과식은 배고픔과 관계없다

다이어트를 할 때 포만감만큼 중요한 것이 하나 있다. 바로 꼭 '필요한 만큼만' 먹는 것이다. 과식을 부르는 원인은 사실 식욕도, 배고픔도 아니다. 대부분은 습관이 가장 큰 원인이다. 너무 허기져 과식한 경우도 있겠지만, 그렇지 않은 상황에서도 과식했던 경험만큼은 습관으로 남아 유지되는 것이다.

현역에서 은퇴 뒤 가파르게 체중이 불어난 운동선수들의 모습이 대표적인 사례다. 그들이 규칙적으로 훈련하던 시절, 엄청난 에너지 소비를 견딜 수 있었던 비결은 많은 양의 식사였다. 하지만 훈련 강도를 낮추거나 운동을 그만둔 상황에서도 익숙했던 식습관을 유지한다면 체중이 불어나는 것을 피할 수 없다.

다른 예로 수유 중인 산모를 떠올려보자. 수유를 할 때는 많은 에너지가 필요하기 때문에 늘 허기를 느낀다. 그렇다 보니 한 입만 먹어도 허기를 채울 수 있는 강렬한 음식을 찾게 된다. 특별한 날에만 먹었던 생크림을 듬뿍 얹은 치즈 케이크에 자연스레 손이 간다. 몇 번 반복했던 이 작은 의식은 하루를 마무리하는 습관으로 자리를 잡아버린다. 달콤한 케이크가 주는 잠깐의 휴식은 스트레스를 잠시 잊고 편안함을 누리게 한다. 처음에는 수유만으로도 케이크의 열량을 소비할 수 있기 때문에 문제가 되지 않는다. 하지만 아기가 성장하면서 수유를 중단하게 되면 케이크를 먹지 않아도 배고프거나 어지럽지 않다. 수유를 통한 추가적인 열량 소비의 기회가 사라지니 이런 호사로운 간식은 사치나 다름없어진다. 체중이 늘어나는 것을 원하지 않는다면 매일 즐기던 케이크와 작별해야만 한다.

문제는 그런 결정을 했더라도 실천으로 옮기는 것이 결코 쉽지 않다는 데 있다. 케이크가 주는 달콤함에 길들여져 그 시간만 되면 도파민이 분비되어 케이크를 먹고 싶은 충동에 사로잡힌다. 배고픔이 아니라 특정한 시간대가 식욕을 일으키는 스위치가 된 것이다. 마음의 시계가 오후임을 알려주는 순간 케이크 타임 프로그램이 활성화된다. 냉동 치즈 케이크를 전자레인지로 살짝 해동해 새하얀 생크림을 얹는 순간까지의 모든 행동이 잠재의식에 습관처럼 입력되었기 때문이다.

케이크를 먹고 싶은 욕구는 배고픔 때문이 아니지만, 결코 인지하지 못한다. 그건 이 의식이 선물하는 편안한 분위기 때문이다. 맛있는 음식을 음미하며 일상의 스트레스에서 벗어나 휴식을 취할 수 있다는 감정은 그대로다.

이런 습관은 노벨상을 받은 러시아의 생리학자 이반 파블로프의 연구로 설명할 수 있다. 파블로프는 배고픈 개에게 먹이를 줄 때마다 종소리를 들려주었다. 그러자 어느 순간부터는 종소리만 들렸는데도 개는 먹이를 기대하며 반사적으로 침을 흘리기 시작했다. 그 유명한 '파블로프의 개' 연구가 말하는 '고전적 조건화'다. 이렇듯 잠재의식에 입력된 프로그램을 지우기란 쉽지 않다. 그건 동물뿐만 아니라 사람에게도 마찬가지다.

습관이라는 시계의 톱니바퀴를 살짝만 돌리면 놀라운 일이 벌어진다. 직장에서는 보통 낮 12시가 되면 업무를 멈추고 식사를 위해 나선다. 그 시간이 가까워질수록 배에서는 '꼬르륵' 하는 신호를 보낸다. 이제는 이렇게 시도해보자. 점심 심사를 20분만 늦춰보는 것이다. 이런 약간의 변화로 놀라운 효과를 경험할 수 있다. 식사 시간을 조금 늦췄을 뿐인데 먹는 양이 줄어들게 된다. 기존의 틀에서 벗어나 잠재의식에 반영되지 않은 시간대에 식사를 했기 때문이다.

비만 원인 연구에 몰두했던 미국의 사회심리학자 스탠리 샤흐터는 두 집단으로 나눠 이 효과를 관찰했다. 한 집단은 사무실 시계의 바늘을 조금 빠르게 조정했고, 다른 집단에서는 반대로 느리게 조정했다. 시계 바늘을 빠르게 조정해 일상적인 식사 시간보다 먼저 식사를 했던 집단은 평소보다 훨씬 많은 양을 먹었다. 식욕이 최고점에 이르기 전부터 이미 먹고 있었기 때문에 욕구가 충족될 때까지 식사를 멈추지 못한 것이다. 반면 원래 식사 시간보다 약간 늦게 식사를 했던 집단은 평소보다 먹는 양이 줄었다. 잠재의식에 따라 식욕이 최고조에 달했던 시점이 이미 지났기 때문이다. 따라서 포만감을 요구하는 몸의 신호에 비교적 수월하게 대처할 수 있었다. 이렇게 본다면 약간의 허기를 참는 것은 비만 예방에 충분한 가치가 있다.

▌잠재의식에 숨어 있는 프로그램

필요한 양보다 더 많이 먹는 습관은 그릇을 깨끗이 비워야 한다는 강박에서 시작된다. 남기지 말라는 잔소리는 누구나 어렸을 때부터 귀에 못이 박히도록 들어온 이야기니 어떻게 보면 당연한 이치다. 그렇게 잠재의식은 깨끗하게 비워진 접시를 보며 포만감을 느낀다. 논리적인 측면에서 보면 이런 시각적 신호는 포만감과 전혀 관련이 없고 오히려 사고에 오류를 발생시키는 원인이다.

이는 브라이언 완싱크의 인상적인 실험을 통해 입증됐다. 그는 절대로 바닥까지 비워지지 않을 뿐만 아니라 계속해서 채워지는 수프 접시를 만들어 실험을 했다. 결과적으로 이 접시를 사용한 실험 참가자들의 식사량은 무려 73%나 증가했다.

우리는 이 실험에서 중요한 것을 배우게 된다. 바로 '작은 그릇'으로 식사를 해야 한다는 사실이다. 많은 양을 담지 않는 것이 좋다. 그러면 조금만 먹어도 충분히 배부르게 먹은 느낌이 들 뿐 아니라 과식할 위험도 사라진다.

당신의 스마트폰을 잠시 살펴보라. 언제 설치했는지 기억조차

나지 않는 앱이 제법 많을 것이다. 인간에게도 특정한 인생 단계에서 형성된 습관들이 있다. 그러나 그 존재조차 인식하지 못하는 경우가 허다하다. 이런 습관은 날마다 하는 양치질만큼이나 잠재의식에 깊게 박혀있다. 여름에도 스카프 없이는 절대 외출을 하지 않는 사람이 있는가 하면 현관에 들어서자마자 양말부터 벗는 사람도 있다. 소설을 단 몇 쪽이라도 읽지 않으면 잠들지 못하는 사람도 있고, 조깅에 심취한 사람은 저녁마다 하던 조깅을 일이 생겨 하루라도 거르게 되면 초조함을 느끼기도 한다. 이런 사람은 다음 날 무슨 일이 있어도 꼭 조깅을 하고야 만다.

먹는 것에 있어서도 이런 식의 크고 작은 습관들이 작동한다. 과체중인 사람은 물론이고 자기 몸매에 만족하는 사람도 그렇다. 결국 우리 모두는 필요한 만큼 충분히 먹지 않으면 생명을 유지할 수 없기 때문이다.

그런데 먹는 행동의 대부분은 굶주림에서 해방되기 위함과는 거리가 멀다. 잠재의식이 학습한 연관성에 의해 습관적으로 먹는 것이다. 구체적으로 어떤 이유인지 살펴보자.

사회적 의식

친구를 만날 때 우리는 주로 카페나 식당을 약속 장소로 정한다. 집에 손님을 초대했을 때 아무것도 차리지 않고 멀뚱히 둘러 앉는 경우는 없다. 때와 상황에 따라 간단한 스낵을 내거나 정성스레 준비한 만찬을 대접하기도 한다. 최소한 커피와 어울리는 다과를 준비하고 여름에는 정원이나 테라스에서 바비큐 파티를 한다. 이때 우리의 잠재의식은 학습한다.

'역시, 사람을 만날 때는 뭘 먹어야 해.'

휴식

하던 일에 진척이 없거나 피곤하기만 하고 아무런 의욕도 생기지 않을 때 맞이하는 점심 식사 시간은 정말 달콤하다. 케이크나 쿠키를 곁들인 커피 타임도 마찬가지다. 이럴 때 새로운 디저트라도 추가로 주문하면 소중한 휴식 시간은 더 연장된다. 이때 우리의 잠재의식은 학습한다.

'뭐라도 먹어야 조금이라도 더 쉴 수 있지.'

시간 때우기

딱히 할 일도 없는 상황에서 눈앞에 먹을 게 보이면 자연스레 손이 가기 마련이다. 아는 사람이라고는 아무도 없는 파티에 초대받았다고 상상해보라. 아무것도 하지 않고 오도카니 서서 불편함을 온몸으로 느끼느니 차라리 배가 터질 것 같더라도 뷔페 주변을 서성이는 것이 훨씬 자연스럽다. 차를 타고 갈 때도 마찬가지다. 멍하니 창밖만 바라보는 걸 견디지 못하는 사람들은 간식거리를 바리바리 챙기는 습관이 있다. 이때 우리의 잠재의식은 학습한다.

'멍하게 있으면 뭐해. 뭐라도 먹으면 되지.'

남은 음식 처리

아이가 밥을 남기거나 손님을 위해 정성스레 준비한 음식이 남으면 대부분의 부모는 배가 부른데도 아깝다며 남은 음식을 비우곤 한다. 음식을 소중하게 생각해야 하고 그것이 도덕적으로도 올바른 태도라고 어릴 때부터 배웠기 때문이다. 누구나 배부르게 먹으며 사는 건 아니다. 게다가 이 세상에는 우리보다 힘들게 사는 사람들이 수두룩하지 않던가. 그래서 마지막 밥알까지 깨끗이 비우지 않고 음식을 버리는 행동에 양심의 가책을 느낀다. 이때 우리의 잠재의식은 학습한다.

'음식을 남기는 것은 죄야.'

예의

오늘을 마지막으로 퇴사하는 동료가 직접 쿠키를 구워 왔다. 거래처와의 점심 식사 때 배부르게 먹은 터라 쿠키는 단 한 입 먹었을 뿐인데 더는 들어갈 공간이 없다. 혹은 오랜만에 찾아뵌 시부모님이 밥 한 공기 더 권하신다면, 당신은 어떻게 하겠는가? 대부분 예의상 다 먹을 것이다. 호의를 베푼 상대의 마음을 상하게 하고 싶지 않기 때문이다. 누군가가 정성을 다해 요리를 준비한 자리에 초대하거나 감사의 표시로 음식을 선물할 때 우리는 음식을 깨끗이 비우려는 경향이 있다. 이때 우리의 잠재의식은 학습한다.

'고생해서 준비했을 텐데 잘 먹어주는 게 예의지.'

애정

어머니는 사춘기를 맞은 자녀의 마음을 잘 읽지는 못해도 가장 좋아하는 음식만큼은 정확히 알고 있다. 그렇기 때문에 애정을 담아 기쁜 마음으로 자녀를 위해 요리한다. 또는 연인에게 사랑을 표현할 때도 예쁜 케이스에 담긴 초콜릿을 준비하곤 한다. 이때 우리의 잠재의식은 학습한다.

'마음을 표현하는 데는 먹을 것이 최고지.'

마음의 위안

이 기능은 세상에 태어나자마자 인간의 잠재의식에 깊숙이 박혀 버린다. 아기 엄마는 아기가 울면 한달음에 달려와 우는 아기를 품에 안는다. 그리고 모유나 분유를 아기에게 먹인다. 이때 잠재의식은 학습한다.

'먹는다는 건 따뜻하고 포근한 거구나.'

게다가 모유나 분유처럼 달달한 영양분은 진정한 미식이다. 행여 당신이 미혼이라면 훗날 아기가 생겼을 때 앞에서 언급한 내용 때문에 나쁜 습관이 들지 않게 하겠다며 아기가 울게 내버려 두겠다는 생각은 하지 않았으면 한다. 의도와는 달리 정반대의 상황에 처하기 쉽다.

아기의 울음과 관련해 텍사스 대학에서 시행한 실험에 따르면 몇몇 육아서가 알려주는 방법대로 양육된 아기들의 스트레스는 시간에 쫓기는 직장인과 맞먹는 것으로 나타났다. 한참을 울던 아기가 마지못해 울음을 그치면 진정된 것처럼 보일지 몰라도 스트레스 수치는 여전히 높다.

아기 때 높아진 스트레스 호르몬은 성장하면서 몸과 마음의 병으로 발전할 가능성이 크다. 게다가 스트레스에 취약한 성향이 되어 체중에도 부정적인 영향을 준다.

유아기에는 인내심을 가지고 차분히 기다리지 못하는 것이 당연하다. 이때 과도한 스트레스를 받으면 훗날 스트레스 상황에 처했을 때 달콤한 음식으로 위안을 삼으려는 성향이 강해진다.

스트레스 해소

일반적으로 스트레스 강도가 높을수록 평소보다 많은 양을 먹는다. 이를 입증하는 연구는 셀 수 없이 많다. 건강과 몸매를 생각한다면 최악의 상황이다. 어렸을 때부터 인간의 잠재의식은 위로, 기쁨, 포근함을 먹는 것과 관련짓는다고 살펴보았다. 그 외에도 잠재의식의 복합적인 성향과 관련해 별도로 살펴봐야 할 핵심적인 사항들이 있다.

필요한 양보다 훨씬 더 먹게 되는 원인이 자신을 제어하지 못하거나 규칙이 없어서가 아니었다는 걸 충분히 이해했을 것이다. 딱 알맞은 상태를 넘어 과식하게 만드는 주범은 바로 심리 상태나 사회적 관습, 성장하면서 깊게 뿌리내린 습관이었다.

나 역시 방송을 마치면 습관적으로 스태프들과 함께 회식을 하곤 했다. 때로는 이런 자리가 자정 무렵을 지나 새벽까지 이어졌다. 야심한 시간임에도 그 긴 시간 동안 뭘 좀 더 먹으라고 스스로를 자꾸 부추겼다. 출출해서가 아니라 힘든 일과를 함께한 동료들과 휴식을 더 즐기고 싶었기 때문이다. 꼭 뭔가를 먹지 않아도 된다는 건 나중에야 깨달았다. 계속된 회식으로 체중은 점점 늘어났고 이 책에서 소개하고 있는 프로그램을 나부터 실천할 수밖에 없었다.

다시 강조하지만, 당신을 유혹하는 건 대부분 잠재의식이다. 잠재의식은 그저 당신이 짊어진 일상의 짐을 덜어주려다 결과적으로 그렇게 된 것이다. 나름 좋은 뜻을 가졌던 잠재의식은 결과적으로 비만이라는 또 다른 스트레스를 초래했다는 사실을 알지 못한다. 잠재의식에는 미래를 판단하는 능력이 없기에 과거의 경험을 바탕으로 현재 상태에서 최대한 좋은 것을 지원하려 했을 뿐이다.

미래를 설계할 때 잠재의식이 든든한 조력자가 되기를 바라는가? 그렇다면 잠재의식에게 정확한 정보를 제공해 올바른 길로 가도록 해야 한다.

자기최면 다이어트

식욕을 억제하는 ABC 몰입법

엔도르핀 분비를 활성화해 식욕 억제를 촉진하는 또 다른 방법으로 ABC 몰입법이 있다. ABC 몰입법은 갑자기 달달한 간식거리나 패스트푸드가 당길 때 맨 먼저 시도해볼 만하다. 살찌게 만드는 음식으로 손이 향하고 있다면 잠깐만 참고 이 방법을 따라 가벼운 운동을 해보자.

이 훈련은 도파민과 엔도르핀까지 분비되도록 유도하기 때문에 무언가를 먹어 포만감을 얻으려는 욕구도 사라지게 한다. 결국 살찌는 음식을 먹고 싶은 마음도 진정시킨다. 스트레스 해소 효과도 탁월하다. 약간의 복합적인 신체 동작에 온 신경을 집중하다 보면 식욕으로 들썩이던 생각도 어느새 잠잠해지고 입맛도 사라진다.

헝가리계 미국 심리학자 미하이 칙센트미하이가 고안한 'flow(몰입)'라는 개념은 한 가지 활동에 온전히 집중할 때 도달하는 행복한 상태를 의미한다. 그렇기에 제대로 명상했을 때와 동일한 효과를 얻을 수 있다. 다이어트 문제로 나를 찾아온 고객 중에서도 비만으로 운동 능력이 심각하게 떨어진 이들에게 이 훈련을 시행했다. 이들 중 일부는 계단을 오르거나 가까운 거리를 걷는 것마저 엄청난 도전일 정도로 아무것도 할 수 없는 상태였다. ABC 몰입법도 운동의 일종이지만 고도 비만인 사람도 부담 없이 시도할 수 있도록 간단한 동작으로 구성되어 있다.

ABC 몰입법은 서서히 강도를 높이는 피트니스 프로그램의 입문 단계로 이상적이다. 조금만 감량하면 되거나 과체중이 아닌 사람들에게도 유용하다.

구체적인 방법은 다음과 같다.

1. 큰 종이를 준비해 굵은 두께의 펜으로 알파벳 대문자를 순서대로 위에서부터 아래로 적는다. 두세 걸음 떨어져도 한눈에 들어올 만큼 크고 또렷하게 적어야 한다.
2. 각 알파벳에 이어서 임의로 소문자 'l' 혹은 'r'을 쓴다. 이것은 '왼쪽left', '오른쪽right'을 의미한다.
3. 이어서 그 다음에는 대문자 'A' 혹은 'B'를 적는다. 'A'는 팔 들기, 'B'는 다리 들기를 의미한다.
4. 이제 눈높이에 맞춰 종이를 고정하고 순서대로 쓴 알파벳을 위에서 아래 방향으로 큰 소리로 읽는다. 알파벳을 읽을 때마다 주어진 동작을 함께한다.
5. 마지막 'Z'까지 동작을 마치면 처음부터 다시 반복한다.
6. 이 운동을 최소한 3세트 이상 한다.
7. 익숙해지면 동작을 추가해 운동 강도를 높여본다. 가령 'lB(왼발 들기)'에 'rA(오른팔 들기)'를 추가하거나 'lA(왼팔 들기)'에 'rB(오른발 들기)'를 추가하는 식이다.

A	lA		N	lB
B	rA		O	rA
C	lB		P	lA
D	lA		Q	lB
E	rB		R	rA
F	lB		S	lA
G	rA		T	rB
H	rB		U	rA
I	rA		V	lB
J	lA		W	lA
K	lB		X	rB
L	rB		Y	rA
M	rA		Z	lA

행복을 향한 발걸음

이 걷기 명상법은 버스를 타기 위해 정거장으로 걸어가는 등의 무미건조한 상황에 활력을 불어넣는다. 식욕을 억제하는 효과도 볼 수 있다. 음원을 들으면서 산책이나 가벼운 조깅을 하면 자연스럽게 열량 소비도 늘릴 수 있다.

먼저 숨을 깊게 들이마시고 내쉽니다.
온몸에 힘을 뺀 상태로 천천히 진행합니다.
편안하게 숨을 마시고 내쉬며 호흡합니다.
다시 한 번 크게 들이마시고 내쉽니다.

이제 한 발을 가볍게 다른 발 앞에 살며시 내려놓습니다.
그렇게 한 걸음씩 나아갑니다.
행복의 원을 따라 걷는다고 상상합니다.
발걸음을 옮길 때마다
즐거움과 행복이 다리를 통해 내면으로 흘러들어옵니다.

이 감정은 위로 서서히 퍼지면서 몸 전체를 가득 채웁니다.

배를 지나 가슴에 채워집니다.
그리고 팔로, 마지막으로 머리까지
눈부신 황금빛 햇살로 가득 채워집니다.
이 기운은 점점 커져갑니다.

발바닥으로 새로운 에너지가 들어오는 동안
행복의 황금빛 소용돌이는
등으로도 흐른 뒤에
한 걸음 앞에 놓인 다리로 흘러들어갑니다.

이 행복의 황금빛 에너지는 내면에 흐르고 흘러
이 세상의 모든 행복과 나를 이어줍니다.
이 에너지는 넘쳐흘러 몸을 순환합니다.
이 행복이 끊임없이 순환하며
몸과 정신을 상쾌하게 합니다.

깊게 들이마시고 내쉬며 호흡을 계속합니다.
차분하게 힘을 뺀 상태로 다시 한 걸음씩 나아갑니다.
한 걸음씩 앞으로.
이제 상상해봅니다.
옮기는 걸음마다 아름다운 황금빛 꽃이 피어나고
그것이 모여 행복의 정원이 되어
발자취를 가득 채웁니다.

6

습관이라는
거울 앞에서

때로는 먹는 것 자체가 무의식적인 습관이 되어버리는 경우가 있다. 아침 7시, 자리에서 일어나자마자 여전히 반쯤 감긴 눈으로 부엌으로 걸어가 달달한 시리얼에 우유를 붓는 것으로 하루를 시작한다. 낮 12시, 밥 달라고 조르는 배꼽시계 소리에 점심 식사를 해결한다. 오후 4시, 저녁 식사 때까지 얼마 남지 않았지만 참지 못하고 테이블에 놓인 주전부리를 입에 넣는다. 살려면 먹어야 하니 이런 식습관을 마냥 나무랄 수도 없다. 그러나 5장에서 살펴본 것처럼 음식이 필요하지 않은 순간에도 멈추지 못하고 계속 먹는 경우가 의외로 많다. 날씬한 몸매를 만들고 유지하려면 이런 것을 깨닫고 기억해야 한다.

아이들이 남긴 음식을 입으로 가져가기 전에 잠시 행동을 멈추고 생각해보자. 남은 음식이 아까운 것은 이해하지만, 당신은 이미 충분히 배가 부른 상태다. 그렇다고 남은 음식을 전쟁으로 굶주린 아이들에게 전달하는 것도 사실상 불가능하다. 남은 음식을 음식물 쓰레기통에 버리는 것도 권장할 행동은 분명 아니다. 하지만 그 음식 때문에 원치 않는 살이 불어나는 불상사는 막을 수 있다.

예의상 먹는 것도 마찬가지다. 조금만 다른 시각으로 생각해

자기최면 다이어트

보자. 사실 당신의 의사를 묻지도 않은 채 무턱대고 음식을 내미는 것도 그리 매너 있는 행동은 아니지 않은가. 한술 더 뜨라고 권하는 음식을 거절하기 힘들다면 억지로 입으로 밀어 넣지 말고 그냥 그릇에 그대로 두라. 그런 모습을 보면 다음에는 막무가내로 음식을 권하기 전에 당신의 의사를 먼저 확인할 것이다.

직장 동료가 가져온 쿠키를 먹지 않더라도 그 동료는 하루 종일 기분이 상한 채 상심하지 않는다. 그러니 안심해도 된다는 말이다. 어쩌면 그 동료는 당신이 먹지 않았다는 것을 눈치 채지 못했을 수도 있다.

어릴 때부터 배운 것처럼 그릇을 깨끗이 싹싹 비워야 한다는 불문율 따위는 없다. 양심이 찔린다거나 죄책감을 가질 필요도 없다. 식당에 모인 음식물 쓰레기는 가축의 사료를 만드는 곳으로 옮겨져 처리되니 말이다. 당신이 음식을 남겼다고 해서 거래처 사람이 전전긍긍하거나 고심하는 모습을 보인 적이 있는가? 아마도 없었을 것이다.

먹는 것을 피할 수 없는 약속을 해야 한다면 장소만 영리하게 선택해도 원치 않는 뱃살이 늘어나는 것을 막을 수 있다. 일본 음식 혹은 태국 음식을 선택하면 중국 음식이나 미국 음식에 비해 훨씬 가벼운 식사를 할 수 있다. 브런치 카페나 뷔페에서는 본인의 식사량을 훌쩍 뛰어 넘어 과식하기 마련이다. 더군다나 이런 메뉴들은 비교적 가격이 높기 때문에 그런 곳에서 평소 식사량에 맞춰 샌드위치나 과일 샐러드 같은 가벼운 메뉴 한 가지만 먹으면 손해보는 기분이 들 것이다. 샌드위치나 샐러드 하나에 3~4만 원 가까운 금액을 지불하지는 않으니 말이다. 일행이 접시에 계속 음식을 담아 오는 분위기라면 어느새 나도 모르게 그 행렬에 동참하게 될 것이다. 그러므로 먹는 것을 피할 수 없는 약속을 잡아야 한다면 시간과 상관없이 메뉴판을 보며 음식을 고를 수 있는 곳에서 만나기를 적극 권한다. 비용적인 측면으로도 훨씬 합리적이다.

기존 습관이 너무 깊숙이 뿌리박혀서 의지만으로는 도저히 행동을 바꿀 수 없더라도 당황하지 말고 인내심을 가져라! 본래 다이어트는 다른 변화와 마찬가지로 단계별로 진행해야 하는 과정이기 때문이다.

다음 장에서 소개할 실전 방법부터 보고 싶은 성급한 마음이 들더라도 잠깐만 기다려라. 이 책은 지속적이고 체계적인 다이어트 성공을 위해 단계별로 구성했다. 무엇보다 왜 이렇게 불필요한 살이 많이 찔 수밖에 없었는지 근본 원인부터 밝히고 체지방이 배와 허벅지에 쌓이게 된 과정을 이해하는 것이 필수적으로 선행되어야 하기 때문이다.

▎일곱 번 반복하면 습관이 된다

흡연자가 습관적으로 담배를 입에 무는 것처럼 무의식적으로 입 속에 뭔가를 밀어 넣는 상황이 언제인지 생각해보자. 원만한 사회

자기최면 다이어트

생활을 위해서, 위안을 얻으려, 지루함을 이기려고, 휴식을 위해 등 다양한 이유로 무언가를 먹었던 것은 빡빡한 삶에 잠시나마 즐거움을 선사했다. 그렇기 때문에 습관을 버리는 것이 결코 쉽지 않다. 나는 그것들을 꼭 버릴 필요는 없다고 말하고 싶다. 그렇게 되면 제한하고 금지하는 방식이 되기 때문이다. 당신도 잘 알고 있듯 제한하고 금지하면 부작용이 잇따른다. 따라서 나는 단계별로 접근하기를 권한다.

우선 첫 번째 수첩을 다시 꺼내 빈 페이지를 펼치고 세 칸으로 나눈다. 왼쪽 칸에는 일상에서 먹어야만 하는 모든 상황을 적는다. 예를 들어 요양원에 모신 할머니 문병을 갈 때, 격려나 위로가 절실할 때, 2주에 1번꼴로 갖는 친구들과의 브런치 모임 등이 있겠다. 가운데에는 그 행동들의 이유를 적는다. 문병을 가는 것은 할머니께서 홀로 외로울까 걱정해서고, 친구들과의 모임은 시간을 함께 보내고 관계를 다지고 싶어서다. 이렇게 각 행동 뒤에 숨은 본래 의도를 찾아보는 것이다. 어떤가? 그 행동들의 목적은 사실 먹는 것과 전혀 상관이 없다.

다음 단계는 각 상황의 본래 목적과 먹는 행동을 어떻게 떼어 놓을 수 있는지 고민해보는 것이다. 오른쪽 칸에는 가능한 대안을 모두 적는다. 이때 1장에 소개한 〈그런 '척'하면 된다〉(32쪽)가 도움이 된다. 당신의 롤모델은 이런 상황에서 어떻게 행동했을까라고 생각해보는 것이다.

예를 들어보자. 할머니 문병을 왔지만 딱히 할 것이 없어 무언가를 계속 먹었다면 대신 책을 읽어드리는 것은 어떨까? 아니면 함께 요양원 정원을 산책하는 것도 좋겠다. 온종일 병실에만 있던 할머니도 분명 반길 것이다.

친구들과의 만남을 위해 브런치 카페나 디저트 카페를 골랐다면 야외에서 산책을 하거나 하이킹을 해보는 것도 한 방법이 된다. 수다를 떨면서 친목을 다지려는 취지에는 다소 어긋나겠지만, 약간의 에너지 소비를 겸한 활동은 모임에 새로운 활력을 불어넣을 수 있다.

당신에게 격려와 위로가 필요하다면 기분이 가라앉을 때마다 입에 초콜릿을 밀어 넣는 대신 가장 친한 친구에게 전화를 걸어라. 초콜릿은 당신의 답답한 마음을 들어주지 못하지만 친구는 진심으로 들어줄 수 있다.

차를 타고 가는 길이 지루하다고 조수석에 앉아 무의식적으로 견과류만 오드득오드득 씹지 말고 함께 오디오북을 듣거나 지나가는 차의 번호판 숫자로 더하기 게임이라도 해보라.

업무 중에 잠시 쉴 틈을 만들려고 일부러 간식 타임을 가졌던 것을 알고 있는가? 그런 목적으로 괜히 베이커리의 쿠키 코너를 찾아 먼 길을 떠나지 말고 탕비실로 가서 물을 마시거나 잠시 회사 주변을 산책하는 것도 좋은 대안이다.

대안을 고민할 때에는 몸을 움직일수록 몇 배로 유익해진다. 첫째로 신체 활동은 정신 건강에도 긍정적인 영향을 준다. 비단 '러너스 하이runners high'라 불리는, 달릴수록 상쾌해지는 쾌감을 맛

자기최면 다이어트

보려고 땀 흘려 뛰지 않더라도 일상의 가벼운 산책만으로 충분히 만족감을 느낄 수 있다.

여러 연구에서 가벼운 걷기만으로도 우울증이 완화되거나 예방하는 효과가 있다는 결과가 나왔다. 불안할 때 무언가를 먹는다고 해서 심리적인 불안이 해소되지는 않는다. 신체 활동으로 얻는 또 다른 효과도 매우 훌륭하다. 산책을 마친 후 카페에 들르거나 베이커리를 방문해 쿠키를 고르다가 시식용 비스킷을 집었더라도 이미 그곳까지 추가적인 움직임이 있었기 때문에 아무것도 하지 않았을 때와 비교하면 에너지 균형은 훨씬 좋아졌고 신체에 긍정적인 영향을 주게 된다.

조금씩 활동량을 늘리다 보면 에너지 과잉 상태에 이르지 않도록 하기 위해 의식하며 행동하게 된다. 그동안 필요하지 않았음에도 신경 쓰지 않고 섭취했던 50~100kcal 정도의 작은 열량도 인지하게 된다. 게다가 열량 소비가 적은 날은 찌뿌둥하다고 느끼게 될 것이다. 이렇게 조금씩 더 걸으면서 불필요한 지방을 태울 수 있다. 30분의 걷기는 체중에 따라서 170kcal까지도 소비한다. 170kcal가 작다고 느낄지 모르지만, 이 정도는 효모 반죽으로 만든 애플파이 한 조각에 버금가는 제법 많은 양이다.

그렇지만 지레 겁먹을 필요는 없다. 열량을 언급한 건 단순 명료한 이해를 돕기 위한 것이므로 철두철미하게 열량을 계산하는 행동은 하지 마라. 무엇보다 우리가 원하는 건 자연스럽게 다이어트에 성공하는 것이지 이것저것 계산하며 다이어트 스트레스에 시달리는 것이 아니기 때문이다. 요점만 머릿속에 기억하면 된다. 사소한 움직임이라도 가만히 있는 것보다는 훨씬 낫다. 그러므로 천천히 걷거나 딱 한 층을 계단으로 오르는 것 정도는 단숨에 끝난다는 편견을 버리라는 말이다. 이런 소소한 운동이 쌓이면 생활 양식의 변화 없이도 무수히 많은 운동 기회를 만들 수 있다. 당장은 미미해 보여도 쌓이면 무시하지 못한다.

▌새로운 습관을 만드는 자기최면

이 시점에서 당신이 걱정할 만한 것들에 대해 분명히 말해 두려 한다. 앞으로 맛있는 케이크를 곁들인 커피 타임이나 브런치 모임은 절대로 안 된다거나 지금부터 차 안에서 아무것도 먹지 말라는 뜻은 절대 아니다. 다시 강조하지만, 뭔가를 금지하고 제한하는 행동은 매우 비생산적이다! 진짜 목적은 무의식적인 행동들을 깨닫는 데 있다. 자동으로 나오는 행동, 즉 습관은 시작하면 끝날 때까지 내리지 못하는 회전목마처럼 중간에 멈추는 것이 쉽지 않다.

이번 장 끝에서 소개할 〈마법의 유리잔〉(125쪽)은 우리가 이런 회전목마에 탑승하기 전에 곰곰이 생각해볼 시간을 잠시나마 늘려주는 역할을 한다. '내가 정말 여기에 탑승해야 할까? 아니면 하고 싶은 다른 뭔가가 있을까?' 같은 질문 말이다. 처음에는 대안의 목록을 만들어 잠재의식이 알 수 있도록 준비한다. 손으로 직접 쓰면 그것을 작성하는 과정에서 잠재의식이 한 번 더 눈여겨보게 된다. 이것이 바로 학습의 첫 과정이다. 그 외에 다른 방식을 활용할 수 있다. 쿠에의 공식을 따라 당신이 찾은 대안을 큰 소리로 읽으며 청각까지 자극해보자.

이제 당신에게 주어진 미션은 당신을 날씬한 몸매로 이끌어줄 유익한 행동이 습관처럼 자연스럽게 나오도록 잠재의식에 살며시 심는 것이다.

이때 약간의 골칫거리가 있다. 평소 하지 않던 행동이 습관이 되기까지는 최소한 7번 이상 반복해야 한다. 물론 더 많이 반복하면 그만큼 습관으로 자리 잡을 확률도 높아지겠지만, 이보다 부족하면 잠재의식은 새로운 행동이 기존의 평화로운 일상을 훼방하는 것이라고 간주해 옛 습관을 고수하게 만드는 데 총력을 기울인다. 이는 마치 고속도로에 문제가 생겨 통행이 불가능한데도 이를 인식하지 못하고 끝까지 기존 경로를 고집해 길고 긴 교통체증 속으로 밀어 넣는 내비게이션 같은 것이다.

뭐든지 시작한 뒤 처음 1~2주 정도가 다시 예전으로 돌아갈 위험이 가장 큰 시기다. 게다가 행여라도 옛 습관이 나오는 건 아닌지 눈에 불을 켜고 자신을 감시한다. 거기에 '평소 좋아하던 음식을 영영 포기해야 하는 것은 아닐까?'라는 생각이 더해지면 전에 없던 스트레스마저 쌓인다. 그러나 걱정하지 마라. 우리에게는 이런 어려움을 극복하도록 도울 자기최면술이 있다. 최면은 새로운 행동 양식을 곧바로 잠재의식에 연결해주는 역할을 톡톡히 한다.

한 언론사는 나에게 '친절한 두뇌 외과의사'라는 별명을 붙여주기도 했다. 나는 그것이 내가 하는 일을 정확히 설명하는 표현이라고 생각했다. 최면술 덕분에 힘든 적응 기간을 거치지 않고도 새로운 습관을 즉시 활용할 수 있도록 하는 것이 바로 내가 하는 일이기 때문이다.

▌나 자신과의 인터뷰

잠재의식과 하는 인터뷰는 무척 흥미로우면서도 효과 만점인 방법이다. 나는 상담할 때 내담자를 가벼운 트랜스 상태로 유도한 뒤 그들의 잠재의식은 물론 버리고 싶은 짜증나는 습관들과 인터뷰를 시도했다. 마치 실제로 존재하는 사람처럼 의인화한 것이다.

여기서 말하는 트랜스 상태란 변형된 의식 상태로 평상시와 다른 의식 상태로 들어가는 것을 뜻한다. 몸이 이완되어 잠든 것처럼 보일 수 있지만 의식은 어느 한 가지에만 집중한 상태로 깨어 있게 된다. 트랜스 상태는 집중력이 고도로 높아져 최면을 거는 사람의 메시지에만 온전하게 집중할 수 있다. 이 상태에서 접한 지시나 암시는 잠재의식에 효과적으로 뿌리를 내린다.

이 기법은 니코틴 중독, 항상 남 탓만 하는 태도, 짜증날 때 막무가내로 먹었던 잘못된 식습관 등을 개선하는 데 효과가 있었다. 인터뷰를 할 때는 폭식을 내담자와 오랫동안 함께 일한 동료인 것처

자기최면 다이어트

럼 설정했다. 사실 습관에는 주인의 삶이 보다 편리하고 수월해지기를 바라는 숭고한 목표가 있다는 점을 이해해야 한다. 이제 우리는 폭식에게 자신의 장점을 잠재의식에게 설명해달라고 부탁할 것이다(126쪽 참조). 앞에서 우리가 계속 연습해온 방식과 동일하다.

트랜스 상태에 빠진 내담자가 나의 요청에 따라 나누는 폭식과의 대화는 은밀하게 뇌에 파고든다. 잠재의식이 폭식과의 내적 대화가 끝났다는 신호를 감지하면 폭식만큼 긍정적인 기능이 있는 대안이 될 다른 습관을 제안해본다. 잠재의식은 여러 가지 경우를 보고 자신에게 최고로 득이 되는 행동이 무엇인지 판단할 것이다. 그리고 폭식에게 그동안 수고했다는 감사의 말을 전하며 은퇴를 권한다.

말도 안 되는 소리처럼 들리는가? 어떤 면에서는 그럴 수 있다. 그러나 그렇기 때문에 이 트랜스 상태에서의 인터뷰가 효과를 발휘한다. 아무리 은유를 활용한 것이라고 해도 잠재의식과 인터뷰를 한다니, 사실 말도 안 되는 이야기다. 그러나 이 방법은 새로운 행동 양식을 일상에서 매일 반복해야만 하는 힘든 길을 가지 않아도 곧바로 실전에 투입 가능하게 만드는 역할을 훌륭하게 수행한다. 동시에 평소 원치 않던 습관을 잠시 잠재우는 효과도 기대할 수 있다.

무엇보다 나의 도움 없이도 당신 스스로 할 수 있다는 것이 가장 큰 장점이다. 지금 당장 이 방법을 시도한다면 잠재의식이 신체적 반응을 통해 의사소통을 하기 때문에 처음에는 뭔가 어색하고 불편함을 느끼거나 무섭게 여겨질 수도 있다. 하지만 이것은 유령이나 귀신이 나타난 것 같은 이상한 현상이 아니다. 우리가 평소에는 잘 느끼지 못하지만 이런 신체 반응은 잠재의식에서 표출되는 매우 자연스러운 반응이다.

자신이 과식하고 있다는 것조차 의식하지 못하는 습관에 대해서는 좀 더 면밀히 살펴볼 필요가 있다. 우리 내면에 깊게 뿌리내린 원인 중 일부는 정교한 인터뷰로도 쉽게 해결되지 않는다. 스트레스성 폭식이 그런 경우다. 스트레스로 인해 폭식하는 습관은 다른 폭식의 원인과 뚜렷하게 구분된다. 단순한 습관의 문제가 아니기 때문이다. 스트레스를 받을 때마다 자제하지 못했던 이런 폭식은 수백만 년 동안 인류의 유전자에 새겨져 현재까지 이어졌다. 잠재의식과의 인터뷰를 통해 폭식에 대항할 대안을 찾을 수 있지만, 태초부터 이어져온 스트레스성 폭식 프로그램이 발동되면 좀처럼 멈추기 힘들다. 따라서 스트레스를 받을 때 우리 몸에 일어나는 일들을 파악하는 것이 급선무다. 그래야만 스트레스성 폭식을 완전히 뿌리 뽑을 수 있다.

자기최면 다이어트

습관을 다스리는 마법의 유리잔

유리잔에 물을 채워 손이 닿는 위치에 둔다. 뭔가를 먹고 싶은 충동을 느끼면 물을 천천히 의식하며 마신다. 눈을 감고 물이 혀 위를 흘러 식도를 통과하는 목넘김이나 입술이 잔에 닿는 촉감 등에 집중한다. 잔이 비워지면 다시 물을 채워 같은 자리에 둔다.

물을 마셔도 먹고 싶은 충동이 느껴진다면 억지로 참지 말고 먹는다. 그러나 대부분의 경우 먹고 싶은 충동이 해소되는 것을 느낄 것이다. 물을 마셔 허기를 달래주었기 때문만은 아니다. 그보다는 먹고 싶은 충동과 실제로 먹는 행동을 중화했기 때문이다. 이처럼 아주 짧은 순간이라도 습관적 행동에서 벗어나면 잠재의식은 느꼈던 것이 진짜인지 조사를 시작한다.

일반적으로 몸은 결핍을 알리는 신호를 감지하면 무의식적으로 습관에 따라 익숙한 것에 손을 내밀기 마련이다. 흡연자는 담배를 피울 것이고 평소 캔디나 초콜릿을 찾았다면 달콤한 것들이 가득 들어 있는 상자의 뚜껑부터 열게 된다.

물은 신진대사를 촉진하고 지방에서 분해된 독소를 배출해 잠을 깨운다. 명쾌한 사고가 필요하다면 초코바보다는 물을 마시는 편이 훨씬 유용할 것이다.

뿌리 깊은 습관을 없애는 법

이 훈련의 목표는 잠재의식과의 대화를 통해 뿌리 깊은 습관을 없애는 것이다.

우선 방해받지 않을 조용한 장소를 찾는다. 그리고 이 책을 펼쳐 놓는다. 편하게 자리를 잡고 앉아 왼손잡이는 왼팔을, 오른손잡이는 오른팔을 테이블 위에 올린다. 그리고 손목의 힘을 느슨하게 푼다.

본격적으로 훈련에 들어가기에 앞서 4장에서 소개한 〈엘먼 인덕션〉(88쪽)을 천천히 진행한다. 인덕션을 진행하는 동안에는 눈을 뜬 상태로 한다. 이제 당신은 가벼운 트랜스 상태에 접어들고 이어서 깊은 이완과 몰입 단계에 이를 것이다. 신체 반응과는 달리 유독 정신이 맑고 깨어 있는 기분이 든다면 제대로 수행한 것이다.

이 훈련은 눈을 감고 진행하지만 다음 단계가 기억나지 않을 때는 눈을 살짝 뜨고 책을 봐도 된다. 이제 소리 내 첫 질문을 하는 것으로 시작한다.

"잠재의식아, 지금 여기에 왔니? 왔다면 내게 신호를 줘!"

우선 기다린다. 시간이 조금 지나고 손이 움직인다고 놀라지 마라. 손가락이 꿈틀댄다거나 손목의 약한 움직임 혹은 엄지손가락 근육의 미세한 떨림 등 여러 형태의 움직임이 나타날 수 있다. 이것이 잠재의식이 보내는 신호다. 이제 당신의 부탁을 전할 때다.

"잠재의식아, 네게 부탁이 있어. 불안할 때마다 폭주했던 폭식이를 불러줘. 폭식이 여기 오면 내게 신호해줘."

손에 움직임이 있을 때까지 기다린다. 신호를 감지하면 다시 질문한다.

"지금 내가 얘기하는 상대가 폭식이니?"

역시 신호가 있을 때까지 기다린다. 신호를 느끼면 폭식이가 이뤄낸 성과를 인정한다.

"폭식아, 넌 항상 훌륭한 일꾼이었고 네가 맡은 일을 누구보다 성실하게 수행했어. 이제 그동안 네가 한 일의 장점들을 전부 요약해서 잠재의식에게 알려주었으면 해. 다 끝나면 신호를 줘."

이번에는 신호가 오기까지 시간이 약간 걸릴 수도 있다. 지금까지 자기가 한 행동이 얼마나 중요한 일이었는지 차분하게 생각할 시간이 폭식이에게도 필요하기 때문이다. 다시 신호를 감지하면 다음과 같이 말한다.

"폭식아, 이제 뇌로 이동해줘. 그리고 그곳에서 지금까지 네가 도와줬던 것처럼 먹는 것 대신 뭘 할 수 있는지 대안을 알아봐줘. 그 대안을 나에게 알려주지 않아도 돼. 그냥 열심히 듣고 끝나면 신호를 줘."

다시 신호를 기다린다. 역시 시간이 좀 걸릴 수 있다. 신호가 오면 다음과 같이 말한다.

"폭식아, 네가 들은 대안을 잠재의식에게도 전해줘. 그것이 다 끝나면 이제는 네가 편히 쉴 수 있게 해줄게. 난 지금까지 네가 했던 일을 고맙게 생각해. 그리고 앞으로도 항상 좋은 일만 생기길 바라."

이어서 잠재의식을 향해 말한다.

"잠재의식아, 대안 중에서 마음에 드는 걸 골라줘. 그러면 최면을 통해 곧바로 네게 흡수될 거야. 다 마치면 나에게 신호를 줘."

신호가 오면 마지막으로 잠재의식에게 말을 건넨다.

"이제 그 방법을 바로 실천으로 옮겨줘. 새로운 방식으로 바꾸는데 이의가 있다면 지금 신호를 주렴."

잠시 기다린다. 보통의 경우 더는 신호가 오지 않을 것이다. 그러면 탁자에서 팔을 내려도 된다. 그리고 엘먼 인덕션을 시행하며 눈꺼풀 주변의 근육에 다시 힘이 들어오는 것을 확인하고 눈을 뜨는 것으로 훈련을 마무리한다.

만약 이때 손에 신호가 온다면 잠재의식과의 인터뷰를 반복한다. 이런 경우 잠재의식은 새로운 대안이 폭식이의 장점을 대체하기에 부족하다고 판단한 경우다. 그렇다면 새로운 아이디어가 더 많이 필요하다. 이렇게 잘못된 식습관을 버리려는 마음이 선행되지 않으면 이보다 더 상위 개념인 '음식'에 대해 논하는 것이 불가능하다.

이런 식의 인터뷰는 비단 폭식뿐만 아니라 버리고 싶은 나쁜 습관에도 적용 가능하다. 폭식과 인터뷰를 마쳤다면 심심할 때 먹기, 예의상 먹기 등 상대를 바꿔서 계속 인터뷰를 진행한다. 이런 과정을 반복할수록 잠재의식은 당신의 새로운 생활 양식과 날씬한 몸매 그리고 건강을 챙기려는 목표를 전력을 다해 도와주려 할 것이다. 게다가 뭔가를 포기하고 단념해야 한다는 상실감 없이 목적을 달성할 수 있다.

7

다이어트의 최대 걸림돌,
스트레스

학계에서는 스트레스가 만병의 근원일 뿐만 아니라 대다수의 비만에도 영향을 미친다고 본다. 당신이 스트레스의 노예가 되기 전에 적절한 스트레스 해소법을 배워 활용할 수 있도록 준비한다면 체중 증가의 핵심 원인을 제거할 확률도 높아지는 것이다. 이 책을 통해 하나씩 배우게 될 자기최면 기법은 당신의 잠재의식에 날씬하고 새로운 자아상을 심어주고 새로운 행동 양식이 스며들도록 도와줄 것이다. 장담하건대 최면은 스트레스를 예방하는 최고의 수단이다!

다른 방법과 비교했을 때 최면의 가장 큰 장점은 의식적인 시각화 훈련으로 스트레스의 원인을 맞춤 해소할 수 있다는 것이다. 사람마다 스트레스를 받는 환경이 모두 다르기 때문에 이는 무엇보다 중요하다. 어떤 사람은 발표할 때 사람들 앞에 서는 것만으로도 엄청난 스트레스를 받는다. 출퇴근 때 이용하는 지하철에서 유난히 스트레스를 받는 사람도 있고, 혼자 일하는 것은 괜찮지만 팀 단위 프로젝트가 스트레스인 사람도 있다. 무엇에 스트레스를 받는지는 누구보다 자신이 가장 정확하게 안다. 우선 스트레스가 발생하면 우리 몸에 어떤 변화가 나타나는지 자세히 살펴보자.

자기최면 다이어트

▎도망치거나 싸우거나

일단 생기면 좀처럼 떨어질 생각이 없는 끈질긴 피하지방층의 근본 원인 중 하나는 우리 몸의 화학작용에서 찾을 수 있다. 다이어트에 성공해도 효과를 지속적으로 유지할 수 있는지 여부는 코르티솔이라는 호르몬에 달려 있다.

부신에서 분비되는 코르티솔은 몸에 필요한 에너지 공급을 조절하는 매우 중요한 역할을 한다. 운동이나 큰 힘을 쓰는 활동을 할 때는 코르티솔의 수치가 높아지면서 몸의 여러 근육에 필요한 추가 에너지를 공급하도록 유도한다. 만약 코르티솔이 분비되지 않는다면 아마 그 자리에서 녹초가 되어 쓰러져버릴 것이다. 한밤중 잠을 잘 때는 절반은 깊은 휴식 단계로 코르티솔 분비가 줄어들지만 나머지 절반은 혈중 코르티솔 농도가 점점 짙어진다. 그래야 아침에 눈을 떴을 때 충분한 에너지 공급이 이뤄져 다시 활기찬 하루를 시작할 수 있기 때문이다.

코르티솔의 역할은 에너지 공급에만 그치지 않는다. 코르티솔은 우리 면역계에서도 중요한 역할을 한다. 염증과 면역 반응을 조절해 다른 건강한 조직에 전이되지 않도록 처리하는 우리 몸의 소방관 같은 역할도 한다. 경우에 따라서는 과도한 자가면역 반응을 방지하기도 한다.

스트레스 상황을 마주하면 코르티솔의 또 다른 핵심 기능이 작동한다. 극단적인 상황에서 삶과 죽음을 결정할 수 있는 아주 중요한 작용이다.

원시시대의 우리 조상은 무시무시한 이빨을 드러내며 으르렁거리는 사나운 야생동물을 만나면 그 즉시 재빠르게 도망치거나 활용할 수 있는 모든 것을 동원해 공격했다. 이런 급박한 상황에서 에너지를 공급하도록 유도하는 것도 코르티솔의 역할이다. 이 상황에서는 스트레스 호르몬인 아드레날린과 노르아드레날린이 화학반응을 일으켜 간과 근육에 비축된 에너지를 활용한다. 그 결과 포도당이 혈액으로 전달되고 어느 정도 시간이 지나면 모든 조직의 활발한 활동을 위해 지방층에서 지방산을 분해한다. 이렇게 원시시대에는 스트레스를 유발하는 모든 상황이 도망치거나 싸우는 신체 활동으로 이어졌다. 이런 과정에서 공급된 에너지는 모두 소비되고 코르티솔은 다른 스트레스 호르몬과 함께 감소한다. 이렇게 자연스러운 방식으로 균형을 잡게 된다.

맹수를 마주하는 극한 상황은 현대를 살고 있는 우리에게 거의 불가능하다. 동물원에서 안전거리를 유지한 채 관람한다거나 오지로 여행을 떠나지 않고서는 야생동물을 직접 보는 것조차 쉽지 않다. 길거리 혹은 사무실에서 곰의 공격을 받거나 늑대 떼가 등장할 것을 걱정할 필요가 없다. 그렇기 때문에 늘 전전긍긍하며 살던 조상들과 달리 가벼운 마음으로 서로의 안부를 물을 수 있다.

그렇다고 현대인의 스트레스가 조상들보다 적다는 의미는 아니다. 단지 스트레스를 유발하는 원인이 예전과 다를 뿐이다.

많은 사람들이 날로 힘들어지는 업무, 일과 가정에 모두 충실하고 싶은 마음에 스트레스를 받는다. 날마다 짜증나는 교통 체증을 견뎌야 하는 사람은 물론이고, 집에서 홀로 아이를 키우는 독박 육아에 돌입한 사람에게도 외롭게 세탁기와 기저귀함 사이만 왔다 갔다 하는 일상 자체가 스트레스가 된다. 스트레스는 어디에서나 만날 수 있으며 그 누구도 스트레스로부터 자유롭지 않다.

이런 상황에서 더욱 힘들어지는 이유는 예전만큼 움직이지 않는다는 데 있다. 당신이 프로 선수가 아니라고 전제했을 때 일상의 스트레스 대부분은 몸의 피로와 연관되어 있다.

예전과 달리 많은 수의 우편집배원은 자전거를 타는 대신 차를 운전해 이동한다. 대부분의 다른 직업군도 신체 활동이 거의 없기는 마찬가지다. 예전처럼 온 힘을 다해 빨래판을 사용하는 가정은 거의 없다. 힘든 잔디 정리도 이제는 대부분 기계를 사용한다.

갑자기 쌓인 스트레스가 폭발해도 대부분 그 장소에 틀어박힌 채 움직이지 않는다. 사무실에서 근무하는 직장인, 온종일 운전대를 잡는 운전기사, 아이 방에 벌어진 난장판과 매번 전쟁을 치러야 하는 주부, 수술실에 선 외과의사 모두 마찬가지다. 애연가라면 담배를 피우려고 잠시 문밖으로 나서기도 한다. 예민해진 신경을 달래기 위해 어딘가 챙겨놓은 초콜릿을 입안에 넣기도 하지만 몸을 움직여서 스트레스를 해소하려는 경우는 매우 드물다. 그렇게 신체 활동이 줄어들면 몸의 장기와 조직에 미리 공급되어 쌓여 있는 비축량을 소비할 기회도 사라진다.

▍스트레스가 만든 악순환

환경이 바뀌고 강산이 변했는데도 스트레스 호르몬은 여전히 지난 수백만 년 동안 고수해온 자신의 임무를 묵묵히 수행하고 있다. 갑자기 발생할지도 모를 신체 활동을 위해 영양분이 녹아 있는 혈액을 꾸준히 근육으로 보낸다. 생존하기 위해서는 어느 때보다 신속히 반응해야 하기에 뇌의 자동 모드 스위치를 켜 놓는 것도 잊지 않는다. 비상 상황에서 논리적이고 복잡한 사고는 방해만 될 뿐, 모든 과정을 뛰어넘는 직관이 필요하기 때문이다. 중요한 프레젠테이션에서 돌발 질문을 받거나 정해진 시간 내 시험 문제를 풀 때처럼 냉철하고 빠른 사고가 절실한데 아무 생각이 떠오르지 않는다면 스트레스를 받지 않을 수 없다.

뇌는 스트레스를 받으면 평소보다 약 12%의 에너지를 추가로 소비한다. 그렇기 때문에 스트레스를 받고 얼마 지나지 않아 SOS 신호를 보내 달콤한 간식이나 기름진 패스트푸드를 먹고 싶은 강렬한 식욕을 불러일으킨다. 초콜릿에 함유된 탄수화물은 쉽게 소화되기 때문에 혈액을 통해 뇌에 빠르게 도달한다. 그러다 보니 초콜릿이나 사탕 등 달콤한 것들로 채워진 상자나 회의 테이블 구석에 놓인 비스킷 바구니가 시야에 들어오면 맹수처럼 덤벼든다. 살을 빼려는 이성과 의지가 손 쓸 겨를도 없이 번개처럼 움직이는 것이다. '이보다 좋은 게 어디 있어. 원한 게 바로 이거잖아!'라고 합리화하면서. 스트레스에 사로잡히면 다른 생각은 전혀 떠오르지

자기최면 다이어트

않는다. 그저 화학반응에 따라 본능적으로 움직일 뿐이다. 여러 연구에 따르면 코르티솔 수치가 증가하면 식욕도 함께 상승한다.

의지를 최대한 발휘해 본능에 저항한다면 결국 단념하기까지 극한의 스트레스를 경험하게 된다. 이런 식으로 제한하고 포기하는 다이어트를 한다면 시간이 지날수록 매 순간이 고문 같을 것이다. 이런 원리를 제대로 파악한 사람은 스트레스를 줄이기 위한 수단으로 달콤한 음식을 적절히 활용해 훨씬 수월하게 다이어트를 한다. 단 음식이 끌릴 때 욕구를 억누르고 저항하는 것보다 어느 정도 적당히 먹으면서 조절하는 것이 훨씬 건강한 대안이라고 판단하는 의료적 견해도 있다. 하지만 욕구를 이기지 못하고 결국 타협하게 되면 자신을 탓하거나 어쩔 수 없는 약점이라고 생각하면서 '에라, 모르겠다. 그냥 통째로 다 먹자. 인생 뭐 있나!'라며 모든 걸 단념하지 않도록 각별히 주의해야 한다.

이런 상황을 모두 감안해 정리한 나의 주장은 이렇다. 가장 좋은 대안은 스트레스 자체를 받지 않도록 처음부터 원천 봉쇄하는 것이다. 그러면 기분 전환을 위한 당분 섭취도 애초에 필요하지 않게 된다.

스트레스 상황에서 달콤한 음식이나 패스트푸드가 끌리는 이유는 뇌의 일시적인 영양분 보충 요구 때문만은 아니다.

초콜릿 같은 달콤한 음식은 혈당 수치를 순간적으로 급격히 끌어올린다. 또한 췌장을 자극해 포도당을 세포에 전달하는 인슐린 분비를 상승시킨다. 인슐린이 짧은 시간 동안 과도하게 분비됐기 때문에 일정 시간이 지나면 인슐린의 양은 상대적으로 급격하게 저하된다. 혈당 수치도 지나치게 낮아지게 되어 뇌에 전달되는 포도당이 감소하면 스트레스 상황으로 판단해 결국 코르티솔 호르몬이 증가하게 된다. 그 순간 뇌는 비축한 영양분을 전부 동원하라고 긴급하게 명령을 내린다.

평소 당분 섭취에 익숙해져 있다면 평균 혈당 수치 역시 그렇지 않은 사람에 비해 높을 수밖에 없다. 혈당 수치가 높은 사람은 코르티솔 분비를 낮추기 위해 더 많은 당분을 필요로 한다. 게다가 코르티솔은 이 정도 스트레스로는 어림도 없다는 듯 행복 호르몬이라 불리는 세로토닌의 합성도 방해한다. 그러면 짜증과 스트레스가 가라앉지 않아 폭식으로 이어질 수밖에 없다.

여기서 끝이 아니다. 당분 섭취를 통해 추가 공급된 에너지는 뇌에서 일부만 소비된다. 여분의 에너지가 원래 발생한 장소로 얌전히 돌아가면 좋겠지만 그렇지 않다. 나머지는 돌발 자극이 등장했을 때를 위해 비축하게 된다. 간에서 분비된 포도당은 지방으로 바뀌어 피하조직이 아닌 장기 사이에 자리를 잡는 내장 지방으로 쌓인다. 이렇게 몸속에 쌓인다고 해서 눈에 보이지 않는 건 아니다. 내장 지방이 증가하면 허리둘레가 눈에 띄게 늘어난다. 날씬했던 사람이라도 직장에서나 개인적으로 힘든 일을 겪고 나면 스트레스성 복부 비만이 되는 것을 볼 수 있다.

이렇게 쌓인 내장 지방은 엉덩이나 허벅지의 살과는 성격이 다르다. 의료계에서는 내장 지방이 당뇨병, 동맥경화, 심혈관 질병,

자기최면 다이어트

고혈압은 물론 심지어 암에 이르게 하는 각종 성인병과 연관이 있다고 보고 있다. 최근에는 치매를 야기하는 위험 요소 중 하나라는 연구도 추가되었다. 내장 지방은 다른 호르몬에 영향을 미치는 물질을 분비하는데 염증을 유발하는 물질인 사이토카인도 포함한다. 몸에 염증이 생기면 자연스럽게 스트레스를 받게 되고 코르티솔 분비를 증가시키는 악순환을 만든다.

▌악순환에서 벗어나는 방법

그렇다면 이런 최악의 상황이 무한 반복되는 악순환에서 빠져나올 길은 정말 없는 걸까? 다행히 꼭 그렇지만은 않다. 하늘이 무너져도 솟아날 길이 있다 하지 않던가.

쉬운 방법 중 하나로 스트레스 신호를 느끼면 그 즉시 몸을 움직일 것을 권한다. 어떤 사람은 극심한 스트레스에 노출될 때마다 펀칭볼이나 쿠션에 사정없이 주먹을 날린다. 이것도 하나의 해법이 될 수 있다. 하지만 분노를 분출하는 모든 활동은 길어도 2분 내에 마쳐야 한다. 그러지 않으면 잠재의식은 진짜로 싸우려는 의지가 있다고 판단해 몸의 모든 순환을 싸움에 적합하게 맞추기 때문이다.

이럴 때는 공격적인 행동보다는 피하는 행동이 더 적절하다. 구체적으로는 스트레스 신호를 느끼면 잠시 밖으로 나가서 건물 주변을 가볍게 뛰거나 계단을 오르내릴 수도 있다. 상황이 여의치 않다면 책상에서 일어나 꼭두각시가 뛰는 것처럼 몸을 가볍게 풀어주는 것도 좋은 방법이다. 5장에서 소개한 〈ABC 몰입법〉(107쪽)도 도움이 된다. 몸을 움직일 수 있다면 이런 방식으로 해결해 볼 것을 적극 추천한다. 이로써 심적 스트레스에 따른 부정적인 요인은 즉각적으로 완화된다.

안타깝게도 여건이 허락되지 않아 행동으로 옮기지 못하는 경우가 있다. 운전석을 벗어나기조차 힘든 버스 운전사가 갑자기 스트레스 방지 운동을 한다거나 외과 의사가 스트레스 호르몬과 에너지 소비의 균형을 맞추겠다고 수술 도중에 수술실을 떠나는 일은 상상조차 할 수 없다. 나 또한 무대 공포증이 엄습했다고 갑자기 무대에서 조깅을 할 수는 없지 않겠는가.

그러나 희소식이 있다. 인간이 원시시대부터 스트레스 상황을 만나면 맞서거나 도망쳤던 것이 자연스러운 반응이었다고 해도 스트레스를 대하는 다른 방법이 없는 것은 아니다. 우리에게 필요한 것은 스트레스를 감지하는 순간 즉시 해소할 수 있는 방법이다. 우리 몸에 스트레스 따위가 애초에 접근할 수 없도록 이완 상태를 유지하는 것이 훨씬 효율적일 수도 있다. 그럴 수만 있다면 신경이 불안정해지고 날카로워져서 탄수화물을 흡입하려는 충동 자체도 일어나지 않게 된다.

여러 스트레스에 노출된 당신을 위해 긴장을 풀어주고 편안한 이완 상태로 이끌어줄 수 있는 최면을 통한 판타지 여행을 소개한다(145쪽 참조). 이 여행은 당신이 목표를 달성하기 위해 한걸음씩 걸어가야 할 길을 상징한다. 길을 걷는 동안 당신의 살은 눈에 띄지 않을 정도로 느리지만, 분명히 빠질 것이다.

즐거운 여행이 되기를 바란다!

초간단 스트레스 해소법

주변 사람들 때문에 스트레스를 받을 때 폭발하지 않고 마음의 평정심을 찾을 수 있는 유용한 의식이 있다.

다음과 같은 상황을 그려본다. 차들로 가득한 주차장에 들어섰다. 저 멀리 딱 하나 남은 주차 공간을 발견했다. 핸들을 돌려 주차하려고 차를 움직이는 순간, 고급차가 뒤에서 빠른 속도로 지나가더니 그 자리를 차지해버린다. 주차 후 차에서 내린 운전자가 도도한 눈빛으로 슬쩍 쳐다보더니 유유히 사라진다. 이런 상황에 처하면 많은 사람들은 혈관 속에 스트레스 호르몬이 차오르며 분노를 느끼기 마련이다. 이럴 땐 우리 몸에 분노를 조절할 수 있는 장치가 없다는 게 안타깝다.

이제 이 상황을 처음부터 다시 떠올린다. 주차장에서 주차할 자리를 찾던 중 딱 하나 남은 자리를 발견했지만 어떤 고급차에게 자리를 빼앗겼다. 그 차에서 내린 운전자가 도도한 눈빛으로 쳐다보기까지 한다. 이번에는 긴장을 풀기 위해 의식적으로 웃음을 터트려보자. 표면적으로 바뀐 건 아무것도 없다. 하지만 내적으로는 변화가 일어났다. 바로 상황을 바라보는 관점이 바뀐 것이다. 이것은 현실에도 직접적인 영향을 미친다. 몸에 해로운 스트레스 호르몬의 과도한 분비가 억제되는 것이다.

툭하면 화내는 상사, 비좁은 지하철에서 이리저리 밀치는 사람 등 머리 꼭대기까지 화가 치밀게 하는 누군가를 만난다면 조금 전 떠올렸던 주차장의 얌체 운전자를 생각하며 한번 시도해보라. 그러면 웃음이 선사하는 해방감을 몸소 체험할 수 있을 것이다.

심신을 정돈하는 7-11 호흡법

호흡에 집중한다. 주변 상황이 허락한다면 눈을 감아도 좋지만 꼭 그럴 필요는 없다. 이제 숨을 깊게 들이마시고 내쉬며 천천히 머릿속으로 7까지 숫자를 센다. 그리고 잠시 호흡을 참는다. 그리고 다시 숨을 들이마시고 내쉬며 11까지 숫자를 센다. 다시 숨을 멈추고 기다렸다가 이 과정을 처음부터 반복한다. 몇 차례 반복하면 마음이 한결 차분해짐을 느낄 것이다.

이 호흡법은 마음을 가라앉히고 차분해지는 효과가 매우 강력해 일시적으로 어지러움을 느낄 수도 있다. 이런 상태는 매우 빠르게 지나가고 다시 원래대로 돌아오지만, 운전을 해야 하는 상황에서는 안전을 위해 절대로 시행하지 않는다.

누구나 쉽게 익힐 수 있는 이 호흡법은 거리나 지하철처럼 사람이 많은 장소에서도 눈에 띄지 않고 할 수 있다. 특히 스트레스가 쌓여 폭발 직전일 때, 갑작스런 공황장애를 겪을 때, 불안이 극에 달해 과호흡증후군이 일어날 때 즉시 효과를 볼 수 있다. 또한 한밤중인데도 잠은 오지 않고 온갖 잡생각으로 가득할 때 시도해볼 수 있는 응급처치로 매우 탁월하다.

길

누구에게도 방해받지 않을 조용한 공간을 찾아 편안한 자세를 취한다. 그리고 〈엘먼 인덕션〉(89쪽)을 시행한다. 이후 본문을 눈으로 읽으면서 상상력을 동원해 그려본다. 급하게 진행하지 말고, 중간중간 잠시 눈을 감고 장면을 떠올리며 그 효과에 빠져본다.

황홀할 정도로 아름다운
들판에 서 있는 모습을 떠올립니다.
무척 화창한, 아주 좋은 날입니다.
당신이 좋아하는 딱 그런 풍경입니다.

들판의 형태는 아무래도 좋습니다.
아름다운 꽃들이 가득한 들판이어도 좋습니다.
바람이 부는 대로 부드럽게 살랑대는 밀밭도 좋습니다.

이 들판 사이로 길이 하나 보입니다.
사람이 오갈 수 있는 안전한 길입니다.
이제 그 길을 따라 걷습니다.

아름다운 날이 선사하는 정취에 마음껏 취해봅니다.
그 길을 따라 걷는 동안 절대적인 편안함과 더불어
무거운 짐을 벗어버리고 긴장이 풀리는 걸 느끼며
깊고 깊은 이완 상태에 이릅니다.

길은 들판의 저편으로 이어지고 초원을 가로지릅니다.
지금 걷고 있는 길에서 벗어나지 않습니다.
이 아름다운 날을 마음껏 즐깁니다.
계속해서 길을 따라 걷습니다.

곧 좁은 다리에 도착합니다.
그곳으로 몇 발자국 옮기니 다리 위에 벤치가 보입니다.
가능하다면 그곳에서 잠시 쉬면서
더 깊은 이완 상태에 도달하려는 마음을 채웁니다.

다리 아래로는 시냇물이 흐릅니다.
투명할 정도로 맑습니다.
시냇물은 깊지 않습니다.
돌멩이 위로 흐르는 물소리까지 들립니다.
그 소리에 마음은 더 평온해지고 포근해집니다.
휴식이 주는 행복감에 취해봅니다.
그리고 가던 길을 계속 걸어갑니다.

눈앞에 매력적인 낡은 건물이 보입니다. 오래된 성 같습니다.

그 앞에는 건물의 역사를 설명하는 푯말이 있습니다.

언제라도 방문객을 환영한다는 문구가 있습니다.

길에서 벗어나지 않고 계속 걷습니다.

건물 가까이 걸어가자

부인과 함께 일을 하고 있는 정원사를 발견합니다.

이 정원은 넋을 잃을 정도로 아름답습니다.

성의 모습은 너무나 웅장합니다.

덤불이 둘러싼 정원은 항상 꿈꿔온 모습입니다.

다양한 꽃과 식물이 한데 어우러진 그 모습이

너무나 아름답습니다.

그곳에서 두 사람 앞에 서 있습니다.

무엇보다 자기 일을 사랑하고 주어진 임무를 충실히 하기 위해서

끊임없이 노력했다는 것이 분명히 보입니다.

그들이 가꿔온 아름다운 정원을 보며

받았던 감동을 표현하고 싶은 마음이 듭니다.

주저하지 말고 행동으로 옮깁니다. 머뭇거리지 말고 다가갑니다.

얼마나 그들을 높이 평가하는지,

정원이 얼마나 아름다운지,

그들의 노력이 얼마나 대단한지 말합니다.

그들은 방문객을 위해 열려 있는 문의 위치를 알려줍니다.
이곳을 방문한 이들은 아름다움에 매료되는 것은 물론,
견고함에 놀라움을 금치 못합니다.

이제 문을 통과해 들어갑니다.
안으로 들어서자 주위가 환해집니다.
햇빛의 직사광선이 아닌, 아름다운 빛입니다.
아늑하고 따뜻한 느낌이 가득합니다.
신의 빛이라는 생각이 들 정도로 밝습니다.

천천히 특별한 감정이 몸 안에 차오릅니다.
이 기분은 점점 강해집니다. 갈수록 뚜렷해집니다.
몸 안의 세포 하나하나까지 퍼져나갑니다.
깨달음과 지혜가 몸 안에 넘쳐흐르는 느낌이 듭니다.

그 빛은 인생의 시간을 나타내는 따뜻한 빛입니다.
매순간 모든 것이 아름답게 흘러가고 완전한 평온을 느낍니다.
몸과 마음은 편안하게 완전히 이완되었습니다.
이제 이 특별한 감정을 몸에 허락하십시오.

행복감 가득한 깊은 이완 상태입니다.

음식에 대한 가치관의 변화를 꾀하고

습관을 바꿔보려는 강력한 동기를

잠재의식이 어떻게 받아들이는지 가늠해봅니다.

인생을 원하는 방향으로 이끌어가려는

소망과 감정이 점점 커집니다.

행복과 신뢰감. 내면에 이런 감정들이 갈수록 강렬해집니다.

그리고 행동 하나하나가 스스로에게 유익하고

건강하고 의미 있는 일이라는 걸 잘 알고 있습니다.

모든 걸 조율하고 제어하는 건 나 자신이기 때문에

갈수록 편안해지고 차분해지고 스트레스와 예민함도 줄어듭니다.

그리고 더는 과식을 하거나 몸에 해로운 음식을

먹고 싶은 욕구가 생기지 않습니다.

모든 걸 조절하는 건 나 자신이기 때문에

모든 책임도 나의 몫입니다.

식사시간에 자리에 앉으면

잠재의식이 예전보다 훨씬 더 빠르게

편안한 포만감을 느끼는 모습이 보입니다.

그렇기에 이제는 목표에 걸맞는 식사 조절이 가능합니다.

이제 이런 의지, 동기, 자제심 모두를 흡수합니다.

그 힘을 충분히 흡수했다면 빛 속에서 걸어 나옵니다.

그리고 성 밖으로 나옵니다.

정원사 부부에게 인사를 건넵니다.

이제 왔던 길로 되돌아갑니다.

오면서 보았던 다리가 보입니다.

다리에 도착하면 벤치에 앉아 휴식을 취합니다.

다리 아래 흐르는 시냇물을 바라봅니다.

수면에 비치는 모습을 바라봅니다.

그토록 소망했던 이상적인 몸매로 변한 것이 보입니다.

그 모습을 바라보고 즐기며 그 감정을 느낍니다.

수면에 비친 날씬한 당신이 입고 있는 옷과

그로써 당신이 느끼는 기분에 집중합니다.

그런 모습이 분명하고 또렷하게 보입니다.

이 순간부터 당신은 과식하고 싶은 마음이나

건강하지 않은 음식 생각이 떠오를 때면

이 황홀한 모습을 떠올리며 그로부터 필요한

의지와 동기를 끌어 모아 목표한 바를 이룰 때까지

식습관과 불필요한 과식을 조절할 수 있습니다.

수면에 비친 당신의 모습과 성 안에서 느낀 황홀한 기분을 마음에 가득 품은 채 다리를 건넙니다.
편안하고 좋은 기분으로 들판을 향해 다시 달립니다.
앞으로 당신의 몸에서 사라질 군살들을
하나하나 떠올리며 즐거움에 취해봅니다.
목표에 한 걸음 더 가까워진 것에 대해 기쁨을 만끽합니다.

훈련이 끝나면 양 손을 명치 높이로 올려 검지 끝을 서로 지긋이 눌러본다. 나머지 손가락은 기도하는 것처럼 서로 감싼다. '크세파나 무드라ksepana mudra'라 부르는 이 자세를 눈을 감은 채로 약 4분간 유지한다. 잠재의식은 판타지 여행으로 생긴 이완 상태와 무드라 자세를 연계해 학습한다.

판타지 여행을 몇 차례 전체적으로 시행하면서 무드라 자세를 익숙해질 때까지 반복하면 단 몇 초 만에 이완 상태를 끌어내는 것이 가능해진다. 더욱이 이 자세는 호흡으로 몸을 진정시키고 균형을 잡아주며 몸속 여러 장기와 심장박동에 영향을 주는 부위를 자극한다.

상황에 따라 판타지 여행을 시도할 기회를 찾기 힘들 수 있다. 그럴 경우 좋은 대안으로 앞에서 소개한 〈7-11 호흡법〉(144쪽)을 활용할 수 있다.

8

천천히,
우아하고
자연스럽게

토요일 오후, 인파로 가득한 거리에서 이리저리 피해 다녔던 경험이 한 번쯤 있을 것이다. 이럴 때 나를 향해 다가오는 군중은 족히 수천 명처럼 느껴진다. 앞으로 가기 위해 빈 공간을 찾아 걸어보지만 쇼핑백 더미와 여러 짐으로 무장한 사람들이 바쁜 걸음으로 거칠게 스쳐가며 괴롭힌다. 스트레스를 받지 않을 수 없는 상황이다. 이런 상황에 처한다면 내가 제안하는 방법을 사용해보기를 권한다.

정수리에 연결된 끈이 하나 있다고 상상한다. 하늘에서 조종하는 이 끈이 당신을 위로 끌어올린다. 끈은 당신을 자신감 넘치고 위엄 있어 보이도록 곧고 바른 자세로 세운다. 이제 깊게 호흡을 해보자. 숨 쉬는 것이 훨씬 편해짐을 느낄 것이다. 목적지 방향 길 끝자락의 조금 위쪽에 어느 한 지점을 정하고 거기에 시선을 고정한다. 그곳을 바라보며 확고하고 차분하게 걸음을 옮긴다. 반대 방향으로 향하는 인파에는 시선을 옮기지 않는다. 오로지 목표를 향해 일직선으로 걷는다. 그러면 이제 마법 같은 일이 벌어진다. 당신을 향해 성난 파도처럼 몰려오던 인파가 마치 홍해를 건넌 모세의 기적처럼 양 갈래로 나뉘며 길을 만들어준다. 더는 인파에 치여

이리저리 피하지 않아도 된다. 그냥 침착하게 목표를 향해 걸으면 된다. 불가능할 것 같은가? 한번 시도해보라. 아마 그 효과에 깜짝 놀랄 것이다.

이 단순한 실험은 우리에게 여러 깨달음을 선사한다. 몸이 정신을 따르듯 그 반대로 정신 또한 몸을 따르게 하는 것도 가능하다. 자신감 넘치는 자세는 우리의 마음과 머리에도 절대적인 힘을 행사한다. 또한 저 멀리 어느 한곳에 시선을 고정하면 한결 마음이 평온해진다. 덕분에 주변에 가득한 인파는 물론 도시의 시끌벅적한 소음과 소란도 한순간 차단되고 스트레스 수위도 낮아진다.

고정된 한 지점을 응시하는 이 방법은 불교의 승려들이 잡생각을 떨쳐버리려 주로 활용하는 기법에서 착안했다. 도시에서도 이 방법은 탁월한 효과를 볼 수 있다.

5장에서 소개한 〈걷기 명상법〉(110쪽)을 기억하는가? 우리는 그것을 통해 내면과 감각에 집중하는 방법을 연습했다. 이번에는 그 감각이 반대로 내면이 아닌 외부의 목표를 향하도록 할 것이다. 아직 목표에 도달하지 못했을 수 있지만, 그곳을 향해 첫 발걸음을 내딛은 건 분명하다. 미래의 목표라는 것은 어떻게 보면 상상력이 만든 산물에 불과할 수도 있다. 하지만 그것에는 마법 같은 힘이 서려 있다. 그 힘이 당신을 목표로 끌어주고 가야 할 길에 놓여 있는 장애물을 치워준다.

이 실험을 통해 당신에게 보여주고 싶었던 것이 바로 이것이다. 전에는 그 길이 그저 귀찮고 험난하다고만 생각했을 수도 있다. 토요일 오후 인파로 가득한 거리처럼 말이다. 수많은 다이어트 법을 시도하면서도 늘 꿈으로만 그쳤던 목표 체중으로 가는 길도 그렇다.

잠재의식은 상황을 주도하고 원하는 방향으로 유도하려 한다. 그렇기 때문에 목표를 좀 더 명확하게 정의하고 자신에게 딱 맞는 세부 계획을 치밀하게 세워야 한다. 너무 깊게 생각하지 말고 단계별 계획을 충실히 따라가라. 목표만 바라보며 매일 조금씩 앞으로 전진하라.

다이어트는 절대로 단 하루 만에 효과가 나타나지 않는다. 빨리 성취할 수 있는 지름길도 없다. 단기간 내에 변화가 보일 법한 방법을 시도한다 해도 크게 효과가 없다는 것을 금방 깨달을 것이다. 요요 현상 때문에 얼마 지나지 않아 예전보다 훨씬 더 살이 찌는 경우가 허다하다. 지방 흡입술이 성공적으로 끝나면 당장은 몸매가 완벽해졌다고 느껴질 것이다. 하지만 얼마 지나지 않아 어이없고 황당한 경험을 하게 되는 경우가 종종 발생한다. 시술 이후 체중이 증가하게 되면 발등이나 손 혹은 목처럼 정말 생각도 하지 못했던 부위에 지방이 붙는다. 왜 이런 현상이 나타날까? 인위적으로 지방 세포를 제거한 부위에서 더는 지방을 생성하지 못하게 되자 다른 부위에서 지방이 생성했기 때문이다.

자기최면 다이어트

▌목표를 향해 한 걸음씩

목표를 향해 가는 길에 의도치 않은 부작용을 만나거나 중간에 포기하지 않도록 주의하라. 어렵게 성취한 변화를 계속 유지하고 싶다면 단계별로 계획한 길을 꾸준히 걸어가야 한다. 이렇게 옮기는 발걸음 하나하나에서 보람을 느낄 수 있다.

우리는 산에 오를 때 시작부터 목적지만을 떠올리지 않는다. 작은 걸음들이 모여 언젠가 도착한다는 생각으로 마음을 비우고 천천히 오른다. 오직 목적지에 도착하는 것이 전부라면 등산화를 신고 이것저것 준비해 힘들게 걸음을 옮길 필요가 없다. 그저 차를 타고 쉽게 가면 그만이다. 사람들이 등산을 하면서 힘든 과정도 기꺼이 감수하는 이유는 목적지에 도착했을 때 얻을 수 있는 성취감 때문이다. 차를 이용했다면 목적지에 훨씬 빠르게 도착했을 것이다. 하지만 자신의 힘으로 무언가를 성취하면 짜릿한 기분과 함께 해냈다는 자부심으로 이어진다.

자신의 삶을 결정하고 목표로 삼은 체중으로 향하는 길을 묵묵히 가는 것도 마찬가지다. 절대 무리하지 않도록 주의해야 한다. 지금 당장 심한 과체중 상태라면 최종 목표가 끝없이 먼 곳에 있는 것처럼 보일 것이다. 그런 생각에서 헤어나지 못하면 최악의 경우 아무것도 시작하지 못하거나 시작하더라도 얼마 지나지 않아 포기해버리고 만다. 그동안 당신의 다이어트 경험이 힘들고 괴롭기만 했다면 서서히 살이 빠지는 것이 얼마나 행복한 일인지 아직 경험하지 못했을 것이다. 그런 당신에게 필요한 것은 언젠가 마주하게 될 피로감을 예방할 수 있는, 단순하지만 효과적인 방법이다.

산을 오를 때 발끝만 바라보며 걸음에 몰두하는 사람은 없다. 대신 걸음을 옮기면서 크고 작은 명소들을 누리며 지나간다. 얼음장처럼 차가운 냇가에서 시원하게 발을 담그고 여유를 즐기기도 하고 준비한 도시락을 먹는 간식 시간도 가진다. 때로는 잠시 걸음을 멈춰서 주변을 둘러싼 웅장한 산의 모습을 마음에 담기도 한다. 산 중턱의 작은 산장에서 저녁 식사를 하고 신선한 공기를 마시며 하룻밤을 야외에서 묵게 된다면 그런 경험은 잊을 수 없는 추억과 행복을 선물한다.

다이어트도 비슷하다. 목표를 향해 단계별로 계획을 설정하면 각 지점까지 달성했을 때 심리적 보상이 따른다. 사실 다이어트의 성공에는 무엇보다 보상이 중요하다. 단계를 마칠 때마다 자신에게 잘했다 칭찬하며 성취를 자축하고 짧은 휴식을 가지도록 하자. 의식적으로 자신을 인정하고 지지하면서 보상을 받는 과정이 반복되면 새로운 습관이 잠재의식 깊숙이 닻을 내린다. 이것은 현실을 좀 더 편안하고 행복하게 바꿔보겠다는 당신의 의지가 일궈낸 소중한 결과다.

자기최면 다이어트

▎다이어트 성공을 위한 7가지 질문

다시 첫 번째 수첩을 펼쳐보자. 지금은 고치 속에 숨어 있지만 언젠가 세상에 나올 날씬하고 매력적인 당신의 모습을 상상해보라. 그리고 온 힘을 다해 고치에서 벗어나려는 모습을 그려보라. 이제는 그 고치에서 벗어나기 위해 필요한 것이 무엇인지 구체적으로 정의해야 할 시점이다. 당신의 다이어트 목표를 더욱 구체화하고 자신에게 꼭 맞는 성공 전략을 세우려면 이 과정을 반드시 거쳐야 한다.

지금 나의 상태는 어떤가?

지금 상태를 솔직하게 수첩에 적는다. 체중은? 옷 사이즈는? 엉덩이둘레는? 허리와 가슴둘레는? 혹시 자신의 BMI(체질량지수)를 알고 있다면 함께 기록한다.

자신의 모습을 있는 그대로 인정하고 받아들이는 것이 무엇보다 중요하다. 당장 눈앞에 보이는 수치들이 바로 당신의 현주소다. 전혀 마음에 들지 않더라도 인정해야 한다. 현재 상태를 인정하는 것에서부터 '매력적인 나'를 향한 변화가 시작된다. 변화라는 기차에 탑승하기 위한 정거장에 들어서는 것이다.

한 가지 주의할 것이 있다. 체중과 신체 사이즈는 매일 측정하지 않는다. 체중은 위, 방광, 장 등이 채워져 있는지, 비어 있는지에 따라 하루 사이에도 계속 변하기 마련이다. 그렇기에 매주 1회 정도만 측정하는 것이 적절하다. 그로써 불필요한 압박과 좌절, 스트레스를 예방할 수 있다.

최종 목표는 무엇인가?

다이어트를 고민하는 사람들은 대부분 목표로 설정한 몸무게나 지금보다 얼마만큼 살을 빼고 싶다는 수치화된 목표를 갖고 있다. 하지만 그런 숫자는 잠재의식에게 그다지 쓸모가 없다. 목표를 체중계의 눈금처럼 꼭 숫자로 표현할 필요는 없다. 다이어트를 할 때 잠재의식의 협조를 원한다면 그 숫자와 관련된 구체적인 장면을 고민해야 한다.

희망하는 목표를 달성한 뒤의 모습은 어떠한가? 당신의 목표를 구체적으로 그려보라. 아름다웠던 옛 추억의 상징인 딱 붙는 청바지를 다시 입을 수 있을 만큼만 살을 빼고 싶을 수도 있다. 혹은 다이어트 후 조정이나 볼룸댄스처럼 지금은 무리라고 생각하는 새로운 스포츠에 도전하고 싶을 수도 있다. 지금 상태로는 관절에 무리가 되어 달리지 못하지만, 예전처럼 민첩하게 움직이고 달리고 싶은 마음에 다이어트를 시작했을 수도 있다.

수치화된 목표 체중이나 신체 사이즈를 달성하는 것이 아니라 더 아름답게 외모를 가꾸고 전체적인 라인을 다듬으려는 것이 당신의 마음을 더 정확히 표현한 것 아닌가?

만약 몸무게가 50kg대였던 결혼 전으로 돌아가고 싶은 마음에 살을 빼기로 결심했다면 추억 속에서 그때의 모습을 가져올 수 있기 때문에 잠재의식을 설득하고 움직일 목표로 사용하기에 적절하다. 그러면서 당시 느꼈던 감정까지도 기억에서 소환할 수도 있다.

날씬했을 때 찍었던 사진을 찾아 컴퓨터나 휴대전화의 배경화면에 깔아보자. 그러면 이용할 때마다 자연스럽게 당시의 기억을 떠올릴 수 있다. 집에서 자주 보는 메모판이나 화장실 문 혹은 냉장고에 사진을 붙여 두는 것도 효과적이다.

때로는 사이즈가 엇비슷했던 친한 친구가 다이어트에 성공했다며 입던 옷을 주겠다는 말이 다이어트에 대한 의지에 불을 붙이는 자극이 될 수도 있다.

이렇게 주관적이고 자신의 삶과 밀접하게 연결된 구체적인 목표일수록 입체적으로 살아 있는 장면을 그릴 수 있다. 그래야만 잠재의식이 이런 그림을 바탕으로 나아가야 할 방향을 설정하고 다이어트에 도움을 주도록 부추길 수 있다.

리즈 시절 주로 쓰던 향수를 기억하는가? 아직 판매되고 있다면 조금도 지체하지 말고 당장 구입하라. 향기는 기억을 심리적으로 연결하는 중요한 고리다. 당신을 그때 그 시절로 보내는 타임머신이 될 것이다. 그렇게 당시 느꼈던 삶의 감정이 다시 피어오르고 날씬한 몸매를 유지해주던 생활 양식도 함께 떠오른다.

음악도 향기와 비슷한 효과가 있다. 날씬하던 그 시절 즐겨 듣던 노래나 가수의 앨범을 다시 꺼내 들으며 발바닥이 아플 때까지 춤을 추거나 반대로 어딘가 편안하게 기대어 눈을 감고 내면의 감정 변화를 느껴보자.

목표 달성을 위한 계획은?

최종 목표에 이르는 길을 구체적인 과정별로 나누어 최소 5개 이상의 단계로 구분하라. 감량 목표 수치, 줄어들었으면 하는 벨트 구멍의 수, 다시 입고 싶은 옷의 사이즈 등으로 설정해도 좋다. 각 단계를 달성할 때마다 체크할 수 있도록 구체적이고 명확하게 정의해야 한다.

왜 하려고 하는가?

단계별 목표도 최소 5개 (혹은 그 이상) 작성하라. 그리고 이 모든 걸 달성해야 하는 이유도 자세히 설명한다. 살이 빠지는 것이 느껴지거나 눈에 보이게 되면 왜 좋을까? 당신의 이런 노력과 계획을 자극하는 생각은 무엇인가? 기분이 좋아지는 이유는 무엇인가?

　몇 가지 예를 들어보자. 나도 살을 빼고 달라질 수 있는 사람이라는 것을 증명하기 위해서, 몇 년 전 사놓고 한 번도 입지 못한 예쁜 옷을 다시 입기 위해서, 다음 휴가 때 사람들의 시선을 받고 싶어서, 누군가가 나에게 관심을 보이며 연락처를 물을 때의 느낌을 경험하고 싶어서, 대중교통을 이용할 때 자리가 좁아졌다며 투덜대는 옆 사람의 소리를 듣지 않기 위해서 등등. 혹은 이번만큼은 포기하지 않고 최선을 다해 성공하고 싶어서 같은 간단하고 광범위한 이유일 수도 있다. 각 단계별로 같은 대답을 반복해도 상관없

자기최면 다이어트

다. 각 단계별로 이유를 고민했다는 것이 중요하다.

무엇을 해야 하는가?

이제 단계별로 자신에게 필요한 참견과 잔소리를 정하라. 예컨대 이제부터는 뭔가를 먹고 싶은 충동을 느낄 때 〈ABC 몰입법〉(107쪽)이나 〈마법의 유리잔〉(125쪽)을 시행한다. 출근할 때는 자전거를 이용하고 엘리베이터나 에스컬레이터를 타는 대신 계단으로 오르내린다. 혹은 이 책에 수록된 의식이나 훈련을 최소한 2가지 이상 시행할 수도 있다. 예전에 요가를 했다면 옛 습관을 떠올리며 아침마다 10분씩 다시 시작하라. 그동안 배우려고 마음만 먹었던 댄스 수업도 등록하라. 패스트푸드점에 가는 대신 직접 요리하라. 이렇게 앞으로의 다짐을 작성해보자.

간단해 보이는 행동들이 모이면 엄청난 효과로 이어진다는 것을 항상 기억하라. 각 단계별로 같은 내용을 작성해도 무방하다. 그러나 모든 내용은 직접 손으로 작성하라. 손으로 직접 쓴 내용은 잠재의식에 더욱 더 강력한 흔적을 남긴다. 그로써 잠재의식에게 계획을 실천할 때 최대한 협조해야 한다는 책임감을 더 강하게 심어줄 수 있다.

언제까지 끝낼 것인가?

이것은 압박을 위한 목표가 아니고 오히려 그 반대에 가깝다. 기한을 정하지 않으면 계획은 한없이 늘어진다. 그러면 '노력하면 언젠가는 되겠지'라는 막연한 생각에 빠지기 쉽다. 이런 태도는 당신의 결심에 치명적으로 작용한다.

가장 간단한 방법은 기한을 설정할 때 평균치를 활용하는 것이다. 스트레스를 받지 않고 괴롭지 않은 정도에서 편안하게 살을 빼기 원한다면 일주일에 0.5kg 정도의 목표를 정하는 것이 현실적이고 건강에도 무리가 가지 않는다. 물론 실제로 감량한 체중은 이보다 더 많을 수도, 적을 수도 있다. 비만도가 심한 사람일수록 다이어트를 하면 몸에서 수분도 많이 빠지기 때문에 처음에는 생각보다 급속도로 감량이 된다는 사실을 염두에 두기 바란다. 그러나 수분이 어느 정도 빠지고 본격적으로 체지방이 빠질 차례가 되면 감량 속도가 떨어진다. 처음부터 몇 kg만 빼면 되는 사람은 일반적으로 감량 속도가 비교적 느리다.

다음 단계에 이르기까지 며칠 혹은 일주일 이상 필요하다고 해서 당신 뒤를 쫓아오는 사람도 없고, 루저가 되는 것도 아니다! 예상보다 체중이 빠지는 속도가 더 빠르거나 느리다면 다이어트 기한을 새롭게 조정하면 그만이다. 이렇게 설정한 기한은 잠재의식을 위한 대략적인 방향 제시일 뿐 절대로 무자비한 데드라인이 아니다. 뭐든지 처음 시작하면 자신에게 맞는 속도를 찾아야 한다. 다이어트 역시 당신에게 적절한 속도인지 유심히 살펴봐야 한다. 사람마다 신체 구조가 다르기 때문에 새로운 습관에 어떻게 반응하는지 등을 체크해야 한다.

자기최면 다이어트

첫 번째 목표를 달성하면 좋은 점은 무엇인가? 가능한 걸 모두 적어보라. 예쁜 새 옷, 해변이나 스파 혹은 온천으로 떠나는 여행, 눈여겨 본 악세사리, 발 마사지, 매니큐어나 페디큐어, 영양 만점에 맛도 있는 요리를 배울 쿠킹 클래스(다이어트 요리 강습은 적절하지 않다!), 평소 좋아하던 레스토랑에서의 식사, 디저트 카페에서의 아이스크림 등 당신이 원하는 모든 것이 가능하다. 무언가를 제한하고 금지하는 다이어트를 하는 것이 아니기 때문에 맛도 그만큼 중요하다.

당신이 생각한 단계별 보상이 먹는 것과 연관되어 있다면 반드시 맛있는 식사로 충분히 보상하라. 이때 천천히 음미하면서 먹는 걸 잊지 말자! 한 입 베어 물 때마다 혀 위에서 사르르 녹아 없어질 때까지 음식에 들어간 모든 양념의 향과 맛을 음미하며 천천히 먹도록 주의하라.

이런 과정을 통해 자연스러운 포만감도, 만족감도 놓치지 않고 오랫동안 날씬하게 유지해줄 습관을 훈련할 수 있다. 다시 말하지만, 우리가 하고 있는 다이어트는 제한하는 음식이 없기 때문에 무엇을 먹어도 좋다. 아무것도 금지하지 않은 상태에서 자신에게 필요한 만큼만 먹으면 된다.

하루 정도 살이 빠지지 않았다고 해도 아무런 문제가 되지 않는다. 작은 습관들이 모여 문제없이 최종 목표를 향해 순항하도록 도울 것이다.

▌의지에 불을 붙이는 방법

진지하게 생각해보자. 이제부터 다이어트를 시작한다고 누구에게 말할 수 있는가? 페이스북이나 블로그에 포스팅해 만천하에 알리는 건 어떻게 생각하는가? 괜찮다면 목표 체중까지 구체적인 결심을 올려놓을 수 있다. 그때부터 조금씩 가시적인 효과가 있을 때마다 온라인상에 관련 사진이나 글을 포스팅한다. 그러면 단계별 목표를 달성했을 때 적막한 방에서 혼자 기뻐하지 않아도 된다. 그 소식을 접한 여러 지인들의 격려와 놀라움을 한 몸에 받고 더 많은 자극을 받을 것이다. 미리 계산하지 않았던 추가 보상인 셈이다.

다이어트 계획을 알리는 것의 장점은 주변의 인정과 자극에만 그치지 않는다. 타인에게 말할 때마다 실제로 그렇게 행동하게 된다. 계획을 남들이 알고 있다는 느낌만으로도 주변의 시선을 의식한다.

사회학에서는 이런 현상을 '기대에 의한 기대'라고 부른다. 사람들은 보통 타인이 나에게 바라는 특정한 기대치가 있을 거라 간주한다. 이러한 기대치에 부합하려는 생각은 실제로 우리가 타인이 우리에게 기대한 행동을 실행하게 만드는 원동력이 된다. 이러한 타인의 기대는 우리가 날씬해지는 생활 습관을 온전히 내 것으로 만들기까지 매우 훌륭한 조력자 역할을 수행한다.

다이어트 계획을 아는 지인과 가족은 당신을 만나면 다이어트가 어떻게 진행되고 있는지 질문할 것이다. 모든 것이 계획대로 잘

자기최면 다이어트

진행되고 있다는 걸 타인에게 보여주려는 긍정적인 압박은 훌륭한 동기부여가 된다.

그러나 반대로 계획을 어느 누구에게도 공개하지 않기로 결정했다면 다이어트 프로젝트를 언제라도 그만 둘 수 있는 퇴로를 열어둔 것이나 마찬가지다. 설사 도중에 포기해버려도 어느 누구도 알지 못하기 때문이다. 물론 그것도 당신의 권리지만 살을 빼려고 결심한 근본적인 이유가 무엇이었는지 스스로 진지하게 되짚어볼 필요가 있다. 혹시 알리지 않은 이유가 다른 사람에게 말할 용기가 없어서인가? 아니면 다이어트에 돌입하면서 많은 걸 제한하고 억제해야 할 것 같다는 생각 자체가 스트레스가 되어서인가? 이유가 무엇이든 동기를 다시 살펴보길 바란다. 당신은 진심으로 살을 빼고 싶은가? 진심으로 원해야만 성공이라는 월계관을 쓸 수 있는 법이다.

어쩌면 당신은 속마음을 잘 드러내지 않는 사람일 수도 있다. 넘쳐흐르는 살을 타인에게 보여주거나 알리는 것이 부끄럽기도 하고, 혹시라도 웃음거리가 되지 않을까 전전긍긍할 수도 있다. 만약 당신이 이런 성향의 사람이라면 다이어트 결심을 페이스북이나 블로그 등에 올리라는 조언은 과감히 잊어버려라. 그렇더라도 최소한 주변의 가까운 지인이나 가족에게는 굳은 의지와 계획을 알려야 한다.

이렇게까지 해야 하는 데에는 매우 합리적이고 실질적인 이유가 있다. 그래야만 주변 사람들이 당신의 다이어트 계획에 협조할 수 있기 때문이다. 특히 새로운 습관이 제대로 자리 잡지 못한 다이어트 초기에는 이런 협조가 황금 같은 값어치를 갖는다. 초코바를 먹고 싶은 충동을 느낄 때도 바로 눈앞이 아니라 동네 저편에 있는 슈퍼마켓에 가야만 구할 수 있다면 먹고 싶은 충동을 다시 돌아볼 수 있다. 또한 주변에 당신처럼 다이어트를 시도해보려는 지인이 숨어 있을 수도 있다. 혼자서 고군분투하는 것보다 누군가와 함께 시도한다면 훨씬 재미있고 쉽게 살을 뺄 수 있어 다이어트에 매우 이상적인 조건이 된다.

이번만큼은 제대로 살을 빼려는 의지가 충만하고 진지해서 '어디 진짜로 되는지 해보지 뭐' 정도의 마음가짐으로는 아무것도 할 수 없다. 그런 자세로는 그저 자의반 타의반에 등 떠밀려 하는 것에 불과하기 때문이다. 그건 마치 핸드브레이크를 걸어놓은 상태에서 운전하는 것과 흡사하다. 제대로 나아가지도 않으면서 연료만 많이 소모하고 그 상태로 운전하는 것 자체가 뭔가 이상하다. 따라서 나는 확고한 의지를 실현하는 데 매우 유용한 방법을 소개하고자 한다.

우선 나 자신과 하는 계약이다. 종이와 펜을 준비해 오른쪽의 예시 글을 종이에 옮겨 적는다. 반드시 손글씨로 직접 작성한다. 지금 매우 중요한 문서를 작성하는 중임을 자각하며 종이에 써내려가는 문장 하나하나마다 그 뜻을 마음에 새겨본다. 계약서를 완성했다면 그 내용을 다시 큰 소리로 읽은 뒤 하단에 서명한다.

이 계약서가 아무리 법적으로는 유효하지 않아도 계약 위반

자기최면 다이어트

나와의 다이어트 계약서

나, _____은/는 아래와 같이 목표를 설정한다.

1. 나는 편안한 마음으로 다이어트에 임하고 앞으로 날씬한 몸매로 거듭날 것이다. 과거의 사고방식은 버리고 새로운 경험에 열린 마음으로 임하며 이를 인생의 가장 큰 보물처럼 생각할 것이다.
2. 나는 배가 고플 때만 먹을 것이며 포만감이 느껴지면 먹는 것을 멈추고 과감히 숟가락을 내려놓을 것이다. 식사 때는 한 입마다 음미하며 그 맛에 집중할 것이다.
3. 나는 내 몸에 대한 책임을 온전히 질 것이다. 얀 베커가 소개한 프로그램을 단계별로 시행할 것이며 목표를 달성할 때까지 그의 가이드라인을 충실히 따를 것이다. 처음 3주 동안은 최면 유도문을 이틀에 1회씩 반드시 실시하고 다이어트 결심 선언을 날마다 편안한 마음으로 읽을 것이다.

이로써 나는 편안한 마음으로 다이어트를 시작하고 날씬한 내가 되기로 결심하는 바이다.

년   월   일
_____

(서명)
_____

시 자신을 고소하겠다는 진지한 자세로 임한다. 자신과의 계약은 단순히 흥미 차원에서 하는 행동과는 사뭇 거리가 멀다. 계약서 쓰기의 최면 효과는 이 책에서 소개하는 자기최면 다이어트의 핵심이기도 하다.

여러 연구 결과를 보면 서명을 요구하는 행위는 행동에 깊은 영향을 미친다고 한다. 심리학자 로버트 치알디니는 그의 저서 《설득의 심리학》에서 이를 설명했다.

미국의 두 사회심리학자가 한 가지 실험을 시행했다. 그들은 캘리포니아 주택가에 방문해 마당 앞에 교통 안전을 위한 대형 입간판을 세울 수 있도록 해달라고 요청했다. 이 입간판은 커다란 데다 흉물스럽기까지 했다. 하지만 결과는 놀라웠다. 절반 가까운 주민이 입간판 설치에 동의한 것이다. 이런 결과는 2주 전 있었던 일에서 이유를 찾을 수 있다.

주민들과 입간판에 대한 이야기를 나누기 2주 전에 '우리 도시를 더욱 아름답게' 캠페인에 동의 서명을 요구했었다. 서명은 어려운 것이 아니었기에 거의 모든 주민들이 동의하고 서명했다. 캠페인에 서명한 주민은 그것을 계기로 공익을 위한 입간판 설치에도 관대한 반응을 보인 것이다.

잠재의식은 '내 주인은 모두의 일에 참여하는 모범적인 사람이군. 캠페인에도 서명했잖아'라고 학습한 것이다. 그 결과 새롭게 만들어진 생각과 행동의 일관성을 유지하기 위해 입간판 설치 요청에도 동의한 것이다.

자기최면 다이어트

자신과 하는 계약도 마찬가지다. 진지한 마음으로 작성한 계약서는 잠재의식에게 나의 의지가 얼마나 강한지 알려주는 계기가 된다. 이제부터 당신은 계획과 행동이 일치하도록 끝까지 밀고 가야 한다.

잠재의식을 확실히 내 편으로 만드는 법

스스로 세운 목표를 달성하는 것을 주제로 강연을 자주 한다. 나는 그때마다 참석자들 스스로 자신이 가야 할 길을 최대한 입체적으로 시각화할 수 있도록 간단한 훈련 과제를 내곤 한다. 이 훈련은 분명 당신에게도 효과가 있을 것이다.

이제부터 당신은 당신의 다이어트 성공기에 대한 영화 시나리오를 작성하게 된다. 이 영화는 꿈꾸던 몸무게와 몸매를 달성한 시점에서 느끼는 행복과 환희의 감정이 고스란히 담겨 있는 모습으로 시작한다. 예를 들어 리즈 시절에 입었던 청바지가 다시 들어간다거나 상상했던 비키니 핏이 현실이 된 장면 말이다.

영화는 성공하기까지의 모든 과정을 회상하며 이어진다. 예전에는 전혀 하지 않았던 운동을 시작했던 일, 습관적으로 먹었던 것을 그만두기로 결정한 순간, 눈에 띄게 달라진 모습에 대해 지인들로부터 처음으로 칭찬을 들었던 날, 더는 입을 일 없는 빅 사이즈 옷을 처분했던 일 등을 그려본다.

그렇게 이어지는 영화의 마지막 장면은 다이어트 여정의 시작점으로 설정한다. 아름다웠던 옛 모습이 담긴 사진을 바라보며 다이어트를 결심한 그 순간 혹은 이 책에서 소개한 훈련을 처음 시도했던 순간처럼 상징적인 사건을 하나 고른다.

그렇게 다이어트 성공기 시나리오가 완성되면 〈엘먼 인덕션〉
(89쪽)을 시행한 다음 눈을 감은 채로 머릿속 상영관에서 완성된
영화를 감상한다.

잠재의식은 이런 방식을 통해 풍부한 영감을 받는다. 타인의 시
각으로 관점을 바꾸기만 해도 머릿속에 펼쳐진 영화가 상상 속 허
구가 아닌 팩트라고 인정하게 된다. 그렇게 되면 잠재의식은 다이
어트를 적극적으로 돕고 실천하려는 의지를 가지게 된다.

변화를 위한
최면 활용법

지금까지 이 책을 읽으며 여러 실험과 의식, 연습을 함께하면서 '아름답고 날씬한 나'라는 목적지에 많이 가까워졌다. 운동으로 치면 결승선을 눈앞에 두고 남은 힘을 쏟아내려는 상태라고 할 수 있다.

당신은 분명 어느 정도 몸과 마음의 변화를 체험하고 있을 것이다. 꽉 끼어 불편했던 바지에 여유가 생겼고 마음은 훨씬 평온해지지 않았는가? 마음의 짐이 줄어들어 앞으로 다가올 새로운 삶에 대한 기대감, 건강한 음식을 즐기게 된 입맛, 훨씬 즐거워진 운동, 충분히 이완된 컨디션과 욕구에 충실한 생활 양식으로 어쩌면 성생활에서도 예전보다 만족도가 상승했을 것이다. 이렇게 생각이 신체에 미치는 영향, 반대로 신체 활동이 정신을 어떻게 제어하는지 여러 최면 훈련을 통해 이미 체험했다. 이런 결합은 다이어트 시 매우 중요한 역할을 한다.

전통적인 최면 유도문을 실시하기 전에 나는 다시 작은 기적을 일으키려 한다. 상상을 통해서만 떠올릴 수 있는 이것은 현실에서 신체에 즉각적인 영향을 행사할 뿐만 아니라 구체적인 변화를 일으키기도 한다. 본격적인 자기최면을 시도하고 싶은 마음이 들더라도 서두르지 말자! 놀라운 경험을 선사하는 이 훈련은 완전한 성공을 위해서도 중요한 과정이다. 이 훈련은 최면에 접어들기 위한 준비 단계로도 훌륭하게 사용할 수 있고 전통적인 최면 유도 기법을 대체할 수 있다. 자기최면을 시도하기 전에 이 훈련을 먼저 실시하면 더욱 풍부해진 상상력으로 잠재의식을 광범위하게 열수 있어 제대로 활용하게 되고, 이는 자기최면 다이어트가 성공하기 위한 이상적인 발판이 된다.

▌최면으로 떠나는 판타지 여행

7장에서 판타지 여행을 처음 접하고 가볍게 체험했다면 이 장에서는 자기최면에 의한 진정한 판타지 여행을 떠나게 될 것이다. 나는 이 훈련을 매일 내담자들에게 실시한다. 개별 상담, 라디오 프로그램은 물론 나 자신에게도 시도했던 신뢰할 수 있는 다이어트 최면 기법이다. 아직은 뭔가 의심스럽더라도 그런 마음을 잠시 치워두고 진지하게 임하라. 이제 당신이 직접 경험할 순간이 왔다.

　단 한 가지 주의할 것이 있다. 이 여행을 진행하는 동안 절대로 중간에 직접 개입하지 않아야 한다. 의심 가득한 목소리로 해석하려 들지 말고 그냥 옆에서 지켜보라. 그리고 잘해낼 수 있다는 내 말을 전폭적으로 지지하고 신뢰해보라. 스스로 성공할 수 있을 거라고 기대하라. 지금까지 느꼈던 것처럼 당신의 기대에 따라 현실도 그렇게 변한다.

판타지 여행을 실시할 때마다 마치 8시간 정도는 깨지 않고 숙면한 것처럼 개운하고 상쾌해지는 기분을 느끼게 될 것이다. 여기서는 수면이 핵심이 아니다. 바로 절대적인 이완 상태가 중요하다. 최면 때문에 감각이 저하되거나 의식이 사라지지 않으며 오히려 정반대에 가깝다. 최면을 통해 잠재의식은 완전히 깨어서 주어질 암시를 열린 마음으로 받아들이게 된다.

절대 두려워하지 않아도 된다. 어떠한 경우에도 당신은 최면 상태에서 다시 깨어날 것이다. 최면 상태에서 깨어날 수 없는 최면술은 존재하지 않는다.

간혹 피곤한 상태로 늦은 밤 침대에 누워 음원을 들으면서 자기최면을 실시하면 잠에 빠져드는 경우가 생길 수도 있다. 그러나 잠드는 순간 최면은 곧바로 종료되기 때문에 정상적으로 수면을 취하는 것이 가능하다. 잠에서 깨어날 때도 평소와 동일하게 일어날 수 있다. 최면 중간에 잠이 들어 판타지 여행의 절반을 놓쳤다고 아쉬워할 필요는 없다. 놓친 부분부터 다시 반복하면 된다.

최면이 가진 기능을 최대치로 활용하려면 온전히 맡겨야 한다. '정말 될까?', '지금 내가 최면 상태인가?' 혹은 '내가 지금 제대로 하고 있는 거야?'처럼 의심에 차서 계속 질문하다 보면 그 상태에서 스스로 도망치는 셈이다.

이는 늦은 밤 갑자기 깨어나서 다시 잠들지 못하는 상황과 비슷하다. 그냥 있는 그대로 상황을 받아들이고 편안하게 호흡에 집중하거나 다시 피곤해져 자연스럽게 잠이 들도록 책이라도 읽을

자기최면 다이어트

수도 있다. 하지만 많은 사람들은 눈을 꼭 감은 채로 '지금 잠들어야 해. 아침 일찍 나가야 하잖아'라는 생각에 빠져든다. 그러면서 몇 분 단위로 시계를 바라보고 회사에서 기진맥진하지 않으려면 언제까지는 잠들어야 하는지 반복해서 계산한다. 이런 행동은 잠을 불러오는 것이 아니라 당장 자야 한다는 심리적 압박만 키울 뿐이다. 그럴수록 스트레스 호르몬이 더 분비되고 잠은 저 멀리 달아나버린다.

최면도 비슷하다. 당신이 최면에 대해 깊게 고민하고 의식적으로 생각하지 않을수록 성공할 확률이 높아진다. 계단을 연상해야 할 경우 곧바로 그림이 떠오르지 않는다면 그냥 알고 있는 아무 계단을 떠올려라. 그것도 쉽지 않다면 '계단'이라는 단어에 집중하라. 외형은 중요하지 않다. 세부적인 것 때문에 고민할 필요가 없다. 그냥 처음 떠오르는 생각을 활용하면 충분하다.

이 판타지 여행을 반복해서 시행할수록 더 나아지고 익숙해질 것이다. 그리고 긴장을 풀고 충분히 이완된 상태에 접어들면 몇 분 지나지 않아 잠재의식이 열리며 받아들일 준비가 되어 있을 것이다. 이제 이 책에서 '자기최면 훈련'으로 소개된 최면 유도문을 다양한 방법으로 활용할 방법을 소개하려 한다. 어느 하나를 선택해 시도해보고, 다음에는 다른 방법으로 바꿔 반복한다면 그 효과는 배가된다.

▍최면 유도문의 5가지 활용법

직접 녹음한다

당신이 직접 최면을 인도하는 최면술사의 역할을 맡는 것이다. 최면 유도문(89, 110, 145, 189, 204, 230, 232쪽 참조)을 직접 녹음한 뒤 편안한 자세로 앉아 눈을 감고 들어보라. 눈을 감으면 곧바로 뇌 활동에 영향을 준다. 논리적인 사고에 관여하며 깨어 있는 상태의 배타파가 긴장이 풀린 이완 상태의 알파파로 바뀐다. 잠재의식은 이런 상태에서 암시를 훨씬 수월하게 받아들인다.

이완된 상태에서 눈을 감고 유도를 시도하는 건 시각적인 방향 전환이 차단되기 때문에 최면에 성공할 확률도 훨씬 높다. 따라서 직접 최면술사의 역할을 맡아 직접 녹음했더라도 가능하면 눈을 감은 채로 진행하라. 설사 최면에 꼭 필요하지 않더라도 그렇게 하는 것이 효과적이다.

이 방법을 시도하려면 녹음할 수 있는 장치가 필요하다. 외장 마이크가 부착된 녹음기를 사용하면 더 좋은 음질을 얻을 수 있다.

녹음 시 주의사항은 다음과 같다.

* 녹음하기 전에 큰 소리로 최면 유도문을 여러 번 읽는다. 그렇게 익숙해지려 노력하면서 어색하거나 어려운 부분이 나오면 추가로 연습한다.
* 최대한 자연스럽게 읽는다. 시를 낭독하는 것처럼 읽지 않

자기최면 다이어트

아도 된다. 어릴 때 즐겨 읽었던 동화처럼 최면 유도문을 상상하며 읽는 것도 좋은 방법이다. 이런 식으로 음색을 미리 정해 지나치게 크거나 작은 소리로 녹음하지 않도록 한다.

- 읽고 있는 최면 유도문의 내용을 정확히 떠올리며 읽는다. 만약 마음속에 그 장면을 떠올리는 데 시간이 필요하다면 녹음을 잠시 멈추고 충분히 시간을 갖도록 한다. 이런 식으로 미리 준비해야 녹음할 때 올바른 속도로 유창하게 진행할 수 있다.

- 사투리 억양 혹은 음색을 최대한 드러내지 않으려고 무리하지 않아도 된다. 그런 음색도 당신의 일부이며 그것은 최면 유도문의 효과에 아무런 영향도 미치지 않는다.

- 완전히 집중한 상태에서 미리 읽어보는 연습을 통해 최면의 효과를 먼저 느껴볼 수 있다. 따라서 녹음한 내용을 들을 때에는 심화 과정으로 발전시킨다.

- 녹음하기 전에 많이 긴장한 나머지 심장이 두근거리거나 호흡이 가빠져서 불편해질 수도 있다. 혹은 목소리가 지나치게 떨린다면 벽의 한 지점을 바라보며 차분해질 때까지 천천히 호흡을 가다듬는다.

녹음을 들으면 자신의 목소리가 낯설게 들릴 것이다. 대다수의 사람들은 녹음된 자신의 목소리를 듣는 것이 익숙하지 않다. 그러나 그런 생각은 일정 시간이 지나면 점차 사라진다.

자기 목소리를 듣는 것이 껄끄러워 도저히 할 수 없는 사람은 다음 방법이 대안이 될 수 있다.

타인에게 읽게 한다

집중하는 데 문제가 없다면 배우자나 가족 혹은 신뢰하는 지인에게 최면 유도문을 낭독해달라고 부탁하는 방법도 있다. 이런 경우 유도문을 읽을 사람은 시작하기 전에 최소한 한 번 이상 큰 소리로 먼저 읽으면서 앞에서 설명한 주의사항을 점검해본다. 그러나 이 최면 기법 역시 나중에 다시 들어야 할 때를 감안해 녹음할 것을 권한다.

손으로 직접 필사한다

앞에서 우리는 손으로 직접 쓰는 행동이 어떻게 잠재의식에 영향을 주고 새로운 양식이 되는지 살펴보았다. 물론 전통적인 의미로 보자면 필사는 최면이 아니다. 그렇지만 최면에 매우 효율적인 방법이라 할 수 있다.

최근 유행했던 성인을 위한 컬러링 노트에 색칠하는 대신 최면 유도문을 필사를 해보라. 그렇게 긴장을 이완하고 행복을 가져오는 완전한 집중 상태를 유도하는 것이 훨씬 더 의미있는 시간이 될 것이다.

더불어 필사한 내용은 자연스럽게 잠재의식에 저장된다. 손으로 작성하면서 그 내용에 집중할수록 효과는 오래 지속된다. 처음부터 깊이 생각하며 필사하지 않는다고 해도 호기심이 왕성한 잠재의식은 어깨 너머로 '뭐 하는 거지?'라고 궁금해하며 그 내용에 집중하게 될 것이다.

보고 읽는다

그냥 보고 읽는 것이 최면 상태로 들어가는 가장 편안한 방법이다. 읽을 때 완전히 집중하면 잠재의식에 영향을 줄 수 있다. 에밀 쿠에가 권장했던 것처럼 소리 내 읽는다면 그 효과는 배가된다. 문장 또는 단락이 끝날 때마다 눈을 감고 방금 지나온 내용을 떠올리면 훨씬 효과가 좋다.

보고 읽을 때도 손으로 쓸 때와 마찬가지로 알파파로 전환해 잠재의식에 새길 수 있는 여러 방법이 있다. 일정 부분 서로 결합해 교차 적용할 수 있는 이 방법들은 공부를 할 때도 유용하다. 잠재의식이 아니더라도 습득한 정보는 알파파의 도움으로 장기기억에 저장된다. 따라서 최면을 시행할 때마다 일어나는 과정은 공부하는 과정과 비슷하다.

최면 유도문을 보고 읽을 때 주의할 두 가지를 소개한다.

- 유도문을 읽는 동안 차분한 클래식 음악을 틀어놓는다. 그러나 거의 들리지 않을 정도로 볼륨을 낮춰야 한다. 함부르크 대학교는 슈베르트, 모차르트, 바흐의 음악이 알파파를 유도한다는 것을 연구로 입증한 바 있다. 음악 소리가 지나치게 크면 이 효과는 곧바로 사라지니 주의하자.

• 초에 불을 붙이거나 벽난로 앞에 앉는다. 타오르며 깜박거리는 불꽃은 최면으로 유도하는 효과가 있다. 그런 다음 침대에 누워 최면 유도문을 읽는다. 그러면 잠들기 전 읽었던 내용이 수면 상태에 스며들어 그대로 잠재의식의 서재에 분류된다.

통째로 암기한다

대다수의 독자는 이 지점에서 이마를 두드리며 '저자가 제정신일까? 이렇게 긴 최면 유도문을 어떻게 외워?'라고 말하며 혀를 내두르고 있을지도 모른다. 물론 암기는 최신 트렌드가 아니다. 예전에는 학교에서 시나 노래를 외우게 하는 것이 너무나 당연했지만 지금의 교육 과정에서는 매우 드문 학습 방식이 되었다. 요즘은 인터넷 검색만으로 원하는 정보를 쉽게 얻어낼 수 있다. 그렇지만 그만큼 쉽게 잊어버리기도 한다.

현대인은 무언가를 기억하기 위해 노력하는 것이 익숙하지 않다. 대부분의 연락처는 스마트폰에 저장해놓은 것을 불러와 사용하다 보니 심지어는 배우자의 휴대폰 번호마저 제대로 기억하지 못하는 사람들이 넘쳐난다. 디지털 라이프로 우리의 생활은 실용적이 되었고 더 편리해졌지만 뇌에는 일정 부분 손해가 되었다. '쓰거나 잃거나use it or lose it'라는 표현처럼 갈수록 우리 정신은 점점 유연성을 잃고 있다.

근육도 마찬가지다. 평소 주로 쓰는 근육만 유지되고 사용하지 않는 근육은 퇴화한다. 이런 면에서 뇌도 근육과 동일하다. 이런 상황이 반복되고 쌓이면 훗날 치매에 이를 수 있다. 이미 오래 전부터 기억 훈련을 포함한 뇌 훈련이 정신의 퇴화를 막는 예방법 중 하나임이 입증됐다.

어렵지만, 최면 유도문을 완전히 암기하면 훗날 발생할 수 있는 치매 예방은 물론이고 학습 능력도 끌어올릴 수 있다. 한편으로는 잠재의식을 위한 훈련이 되기도 한다. 암기의 결과는 최면을 시도할 때와 매우 비슷하다. 의식적으로 반복해 내용을 검토할수록 잠재의식에 깊숙이 박히고 필요할 때는 언제라도 소환에 응답할 수 있다. 이것은 새로운 사고방식의 토대가 된다.

사고방식은 우리 행동의 방향을 결정하고 식습관은 물론 여러 습관에도 관여한다. 우리가 개선하려는 것이 바로 이것이다. 암기를 성공적으로 끝내면 뇌에서는 행복을 선사하는 도파민과 엔도르핀을 분비하도록 해 우리에게 보상을 준다. 이렇게 배움은 당신을 행복하게 한다.

게다가 최면 유도문 전체를 외우면 자기최면을 실시할 때 필요한 녹음 자료나 타인의 도움, 그 밖의 여러 조건들에서 완전히 자유로워진다. 사우나에서도, 해변에서 일광욕을 하거나 수영을 하면서도 내킨다면 곧바로 자기최면을 시도할 수 있다.

최면 유도문을 토씨 하나 빠트리지 않고 그대로 암기하려 애쓰지 않아도 된다. 최면은 항상 유연하게 활용할 수 있다. 근본적인 개념, 큰 맥락과 순서만 암기한 뒤 그것을 응용해 나만의 유도문을 완성해도 된다.

▌이미 변화는 시작되었다

나는 내담자를 최면으로 유도할 때 판타지 여행을 주로 활용한다. 이제 나만의 최면 비밀을 공개하겠다.

최면에 필요한 공식에 따라 흘러가야 하는 단계별 과정, 최면의 목표 설정 및 근본적인 개념은 동일하다. 그러나 세부적인 단어는 그때마다 내키는 대로 정한다. 나의 잠재의식이 상황에 어울리는 적절한 표현을 선별할 것이라는 확신과 함께 세부적인 변화는 그리 큰 영향을 미치지 않는다는 걸 알고 있기 때문이다. 단어 선택이나 구문보다 지금 진행되고 있는 유도문이 최대한 자연스러워 최면의 목적에 부합하는 생동감 넘치는 장면을 제대로 유도하는지가 가장 중요하다.

자기최면을 실시할 때 자신의 말이나 유도문에 갇히지 않도록 주의한다. 이해되지 않는 부분이 있거나 묘사가 마음에 들지 않는다면 과감히 수정해도 좋다. 그런 건 전혀 문제가 되지 않는다. 이제 당신 손에 맡길 테니 마음껏 취향에 따라 유도문을 수정하라. 당신의 생활 양식과 여건에 맞게 조정하고 제대로 즐겨본다. 이 책에서 설명한 최면 유도문을 자주 그리고 재미있게 활용하면 할수록 잠재의식을 깨우는 효과는 배가된다.

본격적으로 자기최면을 시작하기 전에 지켜야 할 기본 수칙을 소개한다.

• 최면 상대로 들어가기 전에 시선을 분산시킬 만한 것이 없고 조용한 장소를 선정해두면 도움이 된다. 굳이 주변의 소음을 차단하려 애쓰지 않아도 된다. 간단한 명상 기법을 활용하면 소음도 중화시킬 수 있다. 귀에 전해지는 소음에 찌푸리지 말고 반갑게 맞이한다. 더 깊은 이완 상태로 이끌어주는 것이 바로 소음이라고 생각하라. 소음이 들릴 때마다 더 깊은 트랜스 상태에 이르고 몰입되어 점점 최면 속으로 깊이 빠져든다. 나 또한 강연할 때 주변에서 소음이 들리면 이렇게 했다. 야심한 밤에 주변 소음으로 잠이 오지 않을 때에도 효과가 있다.

• 최면 유도문을 읊을 때마다 방법을 바꿔가며 다양하게 시도하기를 권한다. 뇌와 잠재의식은 변화를 선호하기 때문이다.

• 최면 유도문의 활용 방법을 선택하는 것과는 별개로 〈엘먼 인덕션〉(89쪽), 〈ABC 몰입법〉(107쪽), 〈7-11 호흡법〉(144쪽) 등 지금까지 연습했던 이완 및 인덕션 훈련을 먼저 진행하면 좋다.

• 눈앞에 보이는 벽의 한 지점을 정해 그곳을 몇 분간 응시하거나 촛불을 사용할 수도 있다. 중요한 것은 마음을 차분히 하고 생각을 비우는 것이다. 그런 상태가 되었다면 이제 만반의 준비를 갖춘 것이다.

이제 시작할 판타지 여행은 당신의 진정한 모습을 경험하게 해준다. 과체중도 아니고 스트레스도 없는 모습 말이다. 이 모습은 인종, 성별, 종교 등 그 어떤 외부 요인과 완전히 독립적이다. 순수하게 존재 자체만으로 완전히 창의적이고 그 에너지로 새로운 세계를 구축할 수 있다. 당신도 이 순수한 에너지로 당신의 세상을 완전히 바꿀 수 있다.

이 훈련은 내면에 새로운 것을 채울 공간을 만든다. 당신에게 필요하지 않은 군살, 체중 그리고 쓸데없는 생각으로 가득한 마음을 깨끗이 비우고 작별하라. 그렇게 잠재의식에 새롭게 구축될 새로운 현실을 준비한다. 이제 당신은 날씬하고 행복한 사람으로 거듭나게 된다.

이 순간을 제대로 즐겨보라!

자기최면 다이어트

원하는 모습이 되는 법

눈을 감습니다. 이제부터는 제 목소리에 집중합니다.
안내에 따라 모든 장면을 상상합니다.

지금 눈앞에 수정처럼 투명한 유리병이
공중에 떠 있는 모습을 떠올립니다.
이제 그 안을 자세히 들여다봅니다.
병 안에 담긴 내용물이 전부 보일 정도로
투명하고 깨끗한지 확인합니다.

유리병에서 밝은 보라색 빛이 뿜어져 나오기 시작합니다.
그 빛은 병 안에서 고요하고 천천히 출렁입니다.
이 아름다운 빛에 집중합니다.
빛이 주는 편안한 온기를 느낍니다.
바라만 봐도 편안합니다.

이제 당신의 이름을 유리병에 넣습니다.
그 이름이 지닌 모든 의미도 함께 넣습니다.

이름을 부르면 떠오르는 것을 전부 넣습니다.
함께 떠오르는 감정도 전부 넣습니다.
이제 당신의 이름은 아름다운 보라색 빛과 하나가 되어
유리병 안에서 함께 출렁입니다.

이번에는 유리병에 당신의 옷을 넣어봅니다.
옷장을 통째로 넣습니다.
당신이 지금 입고 있는 옷도 넣습니다.

이어서 당신의 헤어스타일과 평소 스타일,
당신의 외모와 관련된 모든 것을 유리병에 넣습니다.
타인에게 비치는 당신의 모습도 넣습니다.
그 모습을 보며 드는 타인의 생각과 자신의 생각도
전부 유리병에 넣습니다.
이 모든 것은 유리병 안에서 밝은 보라색 빛과 하나가 되어
천천히 그리고 살랑이며 움직입니다.

이제는 당신의 가구와 방 그리고 집도
통째로 유리병에 넣습니다.
모든 것이 보라색 빛과 함께 출렁입니다.

당신이 소유한 전부를 유리병에 넣습니다.
휴대폰도, 당신이 짊어진 모든 책임도 넣습니다.

당신의 직업도 유리병에 넣습니다.
그리고 스스로를 바라보는 생각도 전부 넣습니다.
기대하는 마음도 전부 넣습니다.

당신의 정신도 유리병에 넣습니다.
옳고 그름과 뭘 해야 하고 말해야 하는지
머릿속에서 속삭이는 목소리도 유리병에 넣습니다.

당신의 성향 자체를 유리병에 넣습니다.
당신의 모든 꿈, 악몽과 두려움,
종교관, 신에 대한 믿음, 정치적 견해,
돈의 가치에 대한 신뢰,
그리고 남자 혹은 여자로서의 모든 의미까지.

전부를 유리병에 넣습니다.
이 모든 것이 유리병 안에서 아름다운 보라색 빛과 섞입니다.

의심도 유리병에 넣습니다.
모든 편견도 항상 완벽해야 한다는 기분도
실수는 용납할 수 없다는 생각,
당신의 의견과 목표, 소망도, 모든 관계, 당신의 성격, 갈망,
내가 옳다고 합리화해야 할 것 같은 기분과 걱정도
전부 모아 이 유리병에 넣습니다.

당신이 버리고 싶은 것이 더 있다면
전부 이 유리병에 넣습니다.
그 대상 모두, 그 행동 모두,
그와 연관된 감정들을 전부
이 유리병 속으로 밀어 넣습니다.

이제 이 모든 것이 유리병 안에서 함께 출렁입니다.
아름다운 보라색 빛에 섞여 하나가 됩니다.

당신의 인생을 다시 천천히 살펴봅니다.
잊어버린 게 있다면 전부 유리병에 넣습니다.
당신의 있는 그대로의 몸과 모든 생각도
투명한 유리병 안에서 어우러져
황홀할 정도로 아름다운 보라색 빛과 함께
살랑살랑 흔들립니다.

이제 당신은 깨닫게 됩니다.
당신이 생각하는 '나'는 그 유리병 안에 존재하지 않습니다.
유리병 밖에서 안을 관찰하고 있습니다.
유리병 안에 담긴 모든 것의 원인은 바로 당신 자신입니다.
그렇지만 정작 당신은 그 유리병 안에 없습니다.
지금 유리병 밖에서
그 모습을 바라보고 있기 때문입니다.

이제 커다란 마개로 유리병을 닫습니다.
그리고 당신이 선택한 장소에 놓습니다.
언제라도 찾을 수 있는 장소에 놓습니다.
이 유리병을 어떻게 할지는 당신의 마음에 달렸습니다.
원한다면 이 유리병을 통째로 가져가서 전부 버려도 됩니다.
원한다면 기회가 생겼을 때 처음부터 다시 시작해도 됩니다.
그건 전부 당신의 선택에 달렸습니다.

선택하는 건 항상 당신의 몫입니다.
이 모든 걸 결정하는 건 당신입니다.
이 유리병에 담긴 것 모두는 당신이 아니기 때문입니다.
이제 밖에서 유리병 안을 바라봅니다.
냉철하지만 자유롭게.

이제 감았던 눈을 뜹니다.
현재로 다시 돌아온 걸 환영합니다.

10

이제 즐기는 일만
남았다

이번 장에서 소개할 다이어트 최면술은 체중 문제로 행복을 누리지 못하는 사람들을 위해 고안한 것이다. 살에 눌린 관절 때문에 신음하던 사람, 숨 쉬는 것마저 버거워하던 사람, 셀 수 없이 많은 다이어트 실패를 겪고 오랫동안 지속될 수 있는 다이어트 비법을 찾아 헤맸던 사람들처럼 말이다.

처음에 이 대상에 나는 포함하지 않았다. 나는 내 몸에 만족하고 있었고 당시 상태로 편안함을 느끼고 있었다. 기적을 시도하는 사람이라 일컫는 최면술사이자 독심술사라는 내 직업에도 어울리는 체격이라 생각했다. 아침 해가 뜨면 곧바로 자리를 정리하고 일어나 곧 참가할 마라톤 대회를 위해 새벽 운동을 나서고는 했다. 울룩불룩한 초콜릿 복근을 가진 근육맨은 아니지만 나는 나의 모습이 내적으로 평온하면서도 자존감이 드러난다고 자부했다. 내 주치의도 딱히 잔소리할 부분을 발견할 수 없을 정도로 건강했다. 한마디로 내 몸 상태와 체중에 대체로 만족하고 있었다. 뭔가 변해야 한다는 동기는 조금도 없었다. 3장에서 살펴본 것처럼 동기는 새로운 변화를 끌어내는 시작이자 성공을 위한 핵심 요소다. 나에게는 변화를 위한 동기가 없었다.

자기최면 다이어트

그랬던 내게 갑자기 변화가 찾아왔다. 어느 순간 나의 레이더에 그동안 보지 못했던 것이 포착되기 시작했다. 내 생활에 나쁜 습관이 슬쩍 잠입해 움직이고 있던 것도 눈치채지 못했던 것이다.

당시 내 커리어는 날개라도 단 듯 훨훨 날아오르던 시기였다. TV, 라디오, 세미나, 집필 활동 등 여러 곳에서 나를 초대했다. 이렇게 바빠진 일상이 너무 즐거웠다.

하지만 그런 변화는 나의 일상에 지대한 변화를 일으키고 있었다. 틈틈이 베를린 곳곳을 산책하던 시간, 가족이나 가까운 지인들과 함께 보냈던 시간은 물론이고 나를 위해 쓸 시간도 확연히 줄어들었다. 바쁜 스케줄에 잠자는 시간마저 줄여야 했고 늦은 시간에 식사를 했으며 예전 습관과 달리 시간에 쫓겨 패스트푸드를 먹는 횟수도 늘어났다. 크루아상을 여유롭게 즐기던 아침 식사는 거의 드물어졌고, 아예 아침 식사를 건너뛰는 경우도 생겼다. 그렇게 식사를 거르고 오전 스케줄을 감행하면 몇 시간 뒤 파도처럼 몰려오는 엄청난 허기에 건강하지 않은 음식을 쏟아붓듯이 먹어치웠다. 꼭꼭 씹기는커녕 허겁지겁 삼키기에 바빴다. 이런 식으로 식사를 하다 보니 배부르게 먹어도 뭔가 허전함은 그대로였다. 거기에 스트레스라도 쌓인 날이면 달콤한 음식에 손이 갔다.

내 의지와는 전혀 상관없이 벌어진 일이다 보니 상황이 이렇게 될 때까지 이런 변화를 조금도 알아차리지 못했다. 뭔가 잘못됐다는 것을 처음 깨달은 순간 일상을 하나하나 되돌아보며 재구성했다. 이런 행동들을 할 때 내 생각은 완전히 다른 곳 어딘가에 있었다.

그러던 중 라디오 방송에서 최면을 시도하면 어떨까 하는 아이디어가 떠올랐다. 엘먼 인덕션의 창시자이자 나의 우상인 데이브 엘먼이 그랬던 것처럼 말이다. 그러나 최면 주제를 선정하는 과정에서 고민에 빠졌다. 어떤 주제에 사람들이 깊이 공감할 수 있을지 곰곰이 생각했다. 영감은 나를 오래 기다리게 그냥 두지 않았다. 답은 다이어트였다.

다이어트는 정말 많은 사람들이 살면서 한 번쯤 몰두하는 주제다. 온통 기름진 요리가 뱃살에 흔적을 남기는 연휴 이후나 비키니를 입어야 하는 여름휴가 이전 시점이라면 특히 그렇다. 예전에 강연을 위해 고안했던 최면 유도문을 서랍에서 다시 꺼냈다. 이 유도문으로 여러 내담자를 비만에서 탈출시켜줬다. 그렇지만 이 유도문을 마지막으로 사용한 지는 벌써 1년이 훌쩍 지난 상태였다.

"라디오 방송을 통해 자기최면 다이어트를 시도한다고요? 놀라워요! 어떻게든 꼭 성사시켜보죠!"

나의 새로운 아이디어를 들은 매니저는 열광했다. 내 등을 두드리며 격려하던 그는 내 배를 바라보며 덧붙였다.

"얀, 당신한테도 좋은 계기가 될 수 있겠는데요."

그때 거울에 비친 모습을 바라보자 그동안 내 눈을 덮고 있던 눈가리개가 사라지는 것 같았다.

"이런 맙소사, 매니저 말이 맞아. 엄청 살이 쪘잖아! 도대체 언제 이렇게까지 된 거지?"

자기최면 다이어트

▌400만의 삶을 바꾼 자기최면

여러 라디오 프로그램에 나의 자기최면 다이어트 계획을 설명했다. 여러 곳에서 흥미를 보였고 그로부터 몇 주가 흘러 프로그램이 확정됐다. 독일 전역 약 400만 명의 청취자가 나의 방송을 들으며 최면을 통한 판타지 여행에 동참했다. 나는 이 방송국에서 저 방송국으로 이동하며 열흘 동안 6번이나 마이크 앞에 앉아서 체중 감량을 원하는 청취자를 최면 상태로 이끌었다. 베를린에 있는 개인 상담실의 1:1 다이어트 상담 문의도 가파르게 증가했다. 내담자들에게 이 책에서 소개한 프로그램들을 시행했다. 그러는 사이에도 나의 잠재의식은 끊임없이 나를 시험하고 유혹했다.

자기최면 다이어트에만 전념하던 어느 날 놀라운 일이 벌어졌다. 스트레스를 받지 않고도 내 행동과 식욕에 변화가 찾아온 것이다.

그날은 빡빡한 스케줄 때문에 오후 내내 아무것도 먹지 못했는데도 햄버거나 프렌치프라이는 생각조차 나지 않았다. 나는 천천히 음미하며 식사를 즐기기 시작했다. 정확히 예전의 모습으로 돌아왔다. 게다가 본능적으로 선택하는 음식에도 변화가 생겼다. 아침이면 생각났던 버터와 잼을 바른 크루아상 대신 과일과 요거트에 손이 가기 시작한 것이다. 오후가 되면 각종 디저트와 아이스크림, 케이크를 먹으려는 마음과 싸우는 대신 바나나 혹은 복숭아를 입에 물게 되었다. 갑자기 신선한 샐러드가 맛있게 느껴졌다.

시간이 없을 때 뭐라도 먹겠다고 급하게 흡입하곤 했던 행동이 사라졌다. 원래 식사하던 속도에 맞춰 시간이 허락하는 만큼만 여유롭게 먹었다.

놀라운 변화는 계속됐다. 식습관에만 변화가 찾아온 게 아니었다. 어느 순간 휴식이 더 필요하다는 생각이 든 것이다. 그때부터 산책하는 횟수도 늘어났고 나만을 위한 시간도 다시 챙겼다. 그러자 창의적인 아이디어가 다시 샘솟기 시작했다.

그밖에도 스케줄이 다소 버겁다 느껴지면 무리해서 일을 늘리지 않았고 거절하는 용기도 생겼다. 2주 동안 보냈던 가족과의 휴가도 4주로 늘렸다. 그동안 사랑하는 사람들과 나 자신을 소홀히 했음을 깨달았다.

이 모든 걸 깨닫기 위해서 나 역시 자기최면 다이어트가 필요했던 것이다. 이 모든 변화의 그 어떤 것도 강압적이거나 억지로 한다는 압박감이 조금도 없었다. 특별히 애쓰지 않았지만 너무나 자연스럽게 찾아온 변화였다.

식욕이 줄어들면서 식사량도 줄었지만 예전보다 훨씬 양질의 포만감을 느낄 수 있었다. 마지막 최면 방송 이후 8주 동안 삶의 질이 크게 향상되었고 체중은 무려 10kg이나 줄었다. 뭔가 애쓰고 노력했다기보다 자연스럽게 빠졌다는 것이 옳다.

내 방송을 즐겨 듣던 청취자들의 변화도 나와 비슷했다. 한 라디오 진행자는 내 방송에 게스트로 참석한 이후 거의 20kg이나 감량했다. 그는 방송 이후 저탄수화물 식단을 시도하기로 결심하고 단번에 감행했다. 이런 충동은 잠재의식에서 비롯된 것이기 때문에 더할 나위 없는 최고의 선택이었다.

어떤 내담자는 최면 다이어트로 알코올 중독 문제까지 해결했다며 크게 기뻐했다. 내면의 변화로 그 어떤 것에도 집착할 필요가 없어졌기 때문이다. 그는 고칼로리 음식을 먹거나 술을 마시는 대신 오랫동안 등한시해왔던 자신의 진정한 욕구를 알아차리고 충족하는 데 집중했다. 한순간 자신의 생활 자체를 뒤엎어야겠다는 충동이 일었다고 했다. 결혼 생활과 직업도 모두 시험대에 올랐다. 이런 것들이 과식이나 음주와 무슨 관련이 있을까 싶겠지만 비만이나 중독의 숨은 원인인 경우가 많다. 고민 끝에 그는 이직을 결심했고 오랫동안 지지부진하던 결혼 생활도 정리했다. 정리라고 해서 이혼을 한 것은 아니다. 오히려 배우자와 다시 신혼여행을 떠나기로 결정했다. 당연히 체중 감량에도 성공했다. 살이 빠지는 속도가 빠르지 않았지만 꾸준히 줄어들었고 안정적으로 유지했다.

이것은 내가 보고 들었던 수많은 성공 사례 중 극히 일부에 불과하다.

▌살이 빠지는 건 시작에 불과하다

자기최면 다이어트의 효과를 입증할 수 있는 건 내 경험뿐만이 아니다. 처음에는 계산에 넣지 않았지만 자기최면 다이어트를 시행하면서 덤으로 얻을 수 있는 효과도 있다.

많은 사람들은 생각대로 일이 풀리지 않는다는 이유로 지나치게 과식을 한다. 불안할수록 폭식한다는 말이 괜히 있는 것이 아니다. 그러다가 어느 순간 느슨했던 나사가 조여지면 정신을 차린다.

예컨대 자기최면 다이어트 이후 나타나는 식습관의 변화처럼 무너진 모습을 내면에서 밀어내기도 한다. 그러면 삶에서 엇나가고 제대로 풀리지 않던 부분이 한순간에 해소되면서 막혔던 체증이 뻥 뚫리는 것 같은 기분이 든다.

이처럼 많은 사람들은 자신의 삶을 뒤엎어 리모델링하거나 아예 새롭게 시작하면서 재정비한다. 그러는 과정에서 살이 자연스럽게 빠지는 모습을 보며 지난 상처가 아물고 마음이 평온해지는 것을 느낀다.

이제 당신은 이 순간을 즐기는 일만 남았다! 앞으로 날씬해지는 것뿐만 아니라 예전보다 더 성공적이고, 만족스럽고, 건강하고, 행복해질 가능성이 훨씬 높아졌다. 살을 빼려면 죽어라 노력하고 발버둥을 쳐야 하는 대부분의 다이어트법과 내가 제안하는 자기최면 다이어트의 근본적인 차이다.

최면 유도문으로 자기최면을 시작하기 전에 온전히 몰입할 수 있도록 반드시 이완 훈련을 먼저 진행하라. 몸속 장기가 서로 눌리지 않도록 편안한 자세로 앉는다. 책상다리 자세여도 좋고, 특별히 좋아하는 의자에 쿠션을 받치고 편안히 앉아도 좋다. 어떻게 앉든 편안함이 최우선이다.

자기최면 다이어트

당신을 날씬하고 행복한 삶으로 인도할 최면을 이제 시작해 보자.

진심으로 원하면 날씬해진다

두 눈을 감습니다.
코로 깊게 숨을 들이마십니다.
그리고 입으로 천천히 내쉽니다.
다시 한 번 코로 깊게 들이 마시고 입으로 내쉽니다.
이렇게 호흡하며 긴장을 풉니다.

이제 호흡을 따라갑니다.
온전히 호흡에만 집중합니다.
숨을 내쉴 때마다
머릿속에서 들썩이던 생각이 점점 고요해집니다.
몸 전체가 이완됩니다.
점점 더 편안하게 이완됩니다.

계속해서 몸과 마음을 정화하는 깊은 호흡을 합니다.
숨을 내쉴 때마다 이완되는 것에만 집중합니다.
긴장한 마음과 다른 생각은 전부 내려놓습니다.
자신에게서 털어버립니다.

지금 이 순간 전혀 도움이 되지 않는 생각의 흐름은
호흡과 함께 머릿속에서 비워져 자유롭게 됩니다.

이제 고요함과 텅 빈 공간만 남습니다.
호흡할 때마다 몸으로 들어온 공기가
밖으로 소용돌이치며 나가는 것을 느낍니다.
치유되고 차분해지는 것을 느낍니다.

진정 효과가 계속 이어지도록
자연스러운 호흡을 계속합니다.
호흡의 리듬을 느낍니다.
깊은 호흡으로 몸은 점점 이완됩니다.

이제 머리의 긴장을 풀어봅니다.
목의 긴장을 풀어봅니다.
상체의 긴장을 풀어봅니다.
복부의 긴장을 풀어봅니다.
팔의 긴장을 풀어봅니다.
다리의 긴장을 풀어봅니다.
발끝까지 몸 전체의 긴장을 풀어봅니다.

몸 위로 긴장을 풀어주는 파도가
밀려오는 모습을 상상합니다.

머리, 상체, 복부, 팔과 다리 그리고 발에.
파도가 몸 전체를 삼키며 더 깊은 이완 상태에 빠집니다.
깊이 그리고 더 깊이.

이제 숫자를 거꾸로 셀 것입니다.
숫자를 셀 때마다 절대적인 이완상태가 선사하는
황홀한 상태에 깊이 빠져들 것입니다.
깊이 그리고 더 깊이
이 황홀하고 편안한 잠속으로 빠져듭니다.

다섯.
호흡을 느껴봅니다.
숨을 들이마시고 내쉴 때마다
점점 더 이완됩니다.
깊이 그리고 더 깊이.

넷.
이제 아무런 생각도 붙잡지 않습니다.
물 흐르듯 생각이 흘러나가도록 둡니다.
왔다가 가도록 둡니다.
생각이 떠오를 때마다 몸의 힘을 더 빼고
이완되는 걸 느낍니다.
깊이 그리고 더 깊이.

셋.
이제 당신의 잠재의식은 완전히 활짝 열렸습니다.
잠재의식은 상상력과 창의력이 풍부하고
강한 힘을 가졌기 때문에
말하는 모든 것이 즉시 현실이 됩니다.

자신에게 말하는 모습을 바라봅니다.
자신에게 하는 말을 들어봅니다.
자신에게 하는 말이 어떤 기분인지 느낍니다.

이 순간부터 자신에게 말하는 모든 것이 현실이 됩니다.
깊이 그리고 더 깊이 완벽한 이완이 선사하는
편안하고 멋진 상태에 빠져듭니다.
깊이 그리고 더 깊이.

둘.
더 깊이 빠져듭니다.

하나.
깊이 그리고 더 깊이.

이제 완벽한 이완 상태가 되었습니다.
호흡을 느껴봅니다. 몸을 느껴봅니다.

완전히 이완된 상태입니다.

주변의 소리가 들릴 때마다
깊이 그리고 더 깊이
완전한 이완이라는 이 황홀한 상태에 빠져듭니다.

귓가에 소리가 들릴 때마다
최면이 선사하는 멋지고 편안한 상태에
깊이 그리고 더 깊이 빠져듭니다.

인도의 옛날이야기 하나를 들려드립니다.
이 이야기는 듣는 모든 사람을 변화시킨다고 합니다.

사람의 내면에는 늑대 두 마리가 살고 있습니다.
한 늑대는 탐욕, 질투, 시기,
증오, 자기의심을 먹고 자랍니다.
이 늑대는 사람을 병들게 하는 모든 걸 상징합니다.
다른 늑대는 사랑, 행복, 평안함,
자부심, 확신, 힘을 먹고 자랍니다.
이 두 마리의 늑대는 우리의 마음에서
매번 서로 물어뜯고 싸움을 벌입니다.

이제 자신에게 물어봅니다.

이 싸움에서 어떤 늑대가 승리하기를 원하는지.
결론적으로, 먹이를 주며 길러온 늑대가 승리합니다.
인생은 바로 당신 손에 달려 있습니다.
좀 더 주시하고 몰입해 먹이를 주는 늑대에 달려 있습니다.

이제 이 깨달음이 내면에서부터 밖으로 퍼져나갑니다.
이제 당신의 모든 세포 하나하나에
그 힘이 스며들도록 확장시킵니다.
그리고 지금 이 순간부터 어떤 충동을 느낄 때마다
당신 안에 살고 있는 두 마리 늑대를 떠올리며
먹는 것으로 감정적인 배고픔을 채우려는 욕구를 잠재웁니다.

뭔가 먹고 싶을 때면
그때의 상황과 기분을 떠올리며 반응합니다.
그리고 적절한 행동으로 대처합니다.
몸에 좋지 않은 음식을 먹으라고 부추기는 원인이 지루함이라면
냉장고로 향하지 말고 현관문을 열고 나가 산책을 합니다.

당신에게 필요한 것이 사랑이라면
내가 얼마나 멋진 사람인지 떠올립니다.
스스로를 사랑할 줄 안다면
마음에 아름다운 꽃이 피어나는 것처럼
사랑의 마음이 샘솟습니다.

이제 나의 몸은
자부심을 가져도 될 만큼 아름답다는 걸 깨닫습니다.
그렇기에 애정으로 보살피고 관심 받을 자격이 있으며
최고의 생각이 어울립니다.
애정이 듬뿍 담긴 관심을 선사하고
무엇보다 사랑스럽게 대해야 합니다.

지금부터는
육체적인 배고픔을 느낄 때만 먹습니다.
지금부터는
한 입을 먹을 때마다 음식의 맛을 천천히 즐기며 먹습니다.

처음에는 평소처럼 식사합니다.
시간이 흐를수록 좀 더 천천히 먹습니다.
음식을 음미하며 먹습니다.
음식을 입안에 넣을 때마다 그 맛을 온전히 느끼고
음식이 입안에서 사라질 때까지 스푼을 잠시 내려놓습니다.

편안한 포만감을 느낄 기회를 스스로에게 허락합니다.
항상 정확한 시점에 허기가 사라지고
적당히 식사한 바로 그 시점에 식사를 멈추게 됩니다.
포만감을 느끼는 순간 더는 음식이 맛있게 느껴지지 않습니다.
이제 당신은 정확한 시점에 진정한 포만감을 느끼게 됩니다.

지금부터는
몸에 필요한 것을 정확히 파악하는 감각이 생깁니다.
지금부터는
몸에 최고의 것만 허락합니다.

이제 상상합니다.
파란 하늘과 커다랗고 하얀 구름이 보입니다.
부정적인 모든 것을 이 구름 속으로 흘려보냅니다.
버리고 싶은 모든 것이 담긴 구름이
점점 먹구름이 되어가는 모습을 지켜봅니다.

전부 구름에 넣습니다.
스트레스 때문에 먹었던 것,
허전한 마음을 채우려 먹었던 것 등
버리고 싶은 모든 행동을 구름에 넣습니다.

이로울 게 전혀 없는 폭식도 구름에 넣습니다.
달콤한 것에 대한 욕구도
건강하지 않은 음식을 원하는 마음도
전부 구름에 넣습니다.
그리고 바라봅니다.
구름이 차츰 어두워지더니
점점 먹구름이 되어가는 모습을 지켜봅니다.

이때 밝은 빛이 등장해
당신이 가야 하는 길을 비춥니다.
어두운 먹구름 사이로 빛이 비춥니다.
구름의 일부분이 갈라지며 걷힙니다.
그 사이로 틈이 생깁니다.

이제 햇빛이 당신을 비춥니다.
따뜻하게 비추는 그 빛에 흠뻑 취한 동안
구름이 서서히 걷히고
부정적인 것도 사라지는 것을 느낍니다.

이제 먹구름이 완전히 걷혔습니다.
당신을 가득 채우는, 확신이라는 빛이 주는
그 온기에 흠뻑 빠져봅니다. 햇살을 받아들입니다.
호흡할 때마다 당신은 더 강해집니다.
당신의 확신과 신뢰도 점점 강해집니다.

먹구름은 사라졌고
이제껏 힘들게 했던 부정적인 것들도
완전히 그리고 전부 사라졌습니다.
밝은 햇살로부터 가득 채워진
긍정적인 에너지가 넘쳐흐릅니다.
확신이 넘치고 힘도 넘치고 자부심도 넘칩니다.

이야기를 하나 더 들려드립니다.

어느 부족의 사냥꾼은 원숭이를 잡을 때
특별한 덫을 사용합니다.
커다란 코코넛에 구멍을 뚫고 속을 비운 뒤
설탕 한 조각을 넣어 둡니다.
원숭이의 손은 구멍을 통과하기에 충분하지만
설탕을 쥔 채로 통과할 수는 없습니다.

욕심이 생긴 원숭이는
설탕을 꼭 쥐고 빼내려 안간힘을 쓰지만
그럴수록 빠져나올 수 없다는 절망에 빠집니다.
원숭이는 당황한 채 소리를 지르고 날뛰며
그 덫에서 벗어나려 합니다.

사실 원숭이는 쉽게 빠져나올 수 있습니다.
그저 손을 펴고 설탕을 놓으면 됩니다.
그러나 대부분 설탕을 포기하지 않았고,
사냥꾼에게 잡혀버렸습니다.

이제 당신도 주먹 쥔 손을 펴고 모든 걸 내려놓습니다.
그냥 내려놓습니다.
자신을 자유롭게 놓아줍니다.

이제부터는 음식을 향한 욕구에 사로잡힐 때마다
이 이야기를 떠올립니다.
당신은 알고 있습니다.
어디에도 얽매이지 않으면 자유로워집니다.
당신은 모든 통제권을 넘겨받았습니다.
당신의 현실은 스스로 만들 수 있습니다.

당신은 자유롭습니다.
모든 것을 놓아줍니다.
몸 안에서 피어오르는 변화의 감정을 느낍니다.
그 감정을 그대로 둡니다.
몸 안의 세포 하나하나마다 퍼지도록 둡니다.

예전과 달라짐을 느낍니다. 뭔가 새로워졌습니다.
아주 근사한 기분이 듭니다.
이 감정은 점점 커지고 또 커집니다.
매일 당신의 자의식은 강해집니다.
자신에 대한 신뢰감도 커집니다.
원했던 만큼 살을 뺄 수 있습니다.
당신의 새로운 인생은 이제 시작됩니다.

모든 것이 변합니다.
계절이 바뀌면서 나뭇잎의 색도 변합니다.

인생의 꽃은 지기도 하지만 이내 다시 피어납니다.
인생에서 마주하는 모든 것을
즐거운 마음으로 받아들입니다.

활동적인 모든 걸 사랑합니다.
고요하고 긴장이 풀어진 편안한 마음과
당신이 사랑하는 몸이
좋은 기운을 선사합니다.

이제 당신의 몸은 이로운 행동만 합니다.
이제부터 당신은 몸에 더 큰 애정을 쏟습니다.
당신의 몸에 민첩성과 인내 그리고 쾌감을 선사합니다.
몸이 필요로 하는 걸 허락합니다.
활동으로 얻는 놀라운 기분을,
마치 신나는 게임을 하듯 즐겁게 단련하는 기분을
그리고 나날이 튼튼해지는 기분을 느낍니다.

일상의 모든 상황에서 움직임을 선물합니다.
아름답고 튼튼한 나무로 자라도록
땅이 씨앗에 영양분을 공급하듯
아름답고 단련된 몸으로 거듭나기 위해
몸이 필요로 하는 모든 걸 온 힘을 다해 내어줍니다.
그것이 진정한 삶임을 깨닫습니다.

당신의 순수한 삶.
언제 어디서나 항상 이 모든 쾌감을 선사한
스스로를 자랑스러워하며 그 중심에 섭니다.

이제 다시 다섯까지 숫자를 셀 것입니다.
숫자를 다 세면 눈을 뜹니다.
그리고 다시 현실로 돌아옵니다.
충분히 휴식을 취한 편안한 상태로
활력 넘치고 이상적이라고 생각한 체중이 될 준비가 되었습니다.
그것도 아주 수월하게, 활력과 의지로 가득하고
충분히 자각한 상태로 감량에 성공할 것입니다.

하나.
숨을 깊이 들이마십니다.
몸 전체에 신선한 공기를 가득 채웁니다.

둘.
맥박과 혈압이 안정됩니다.
당신은 가벼워지고 또 가벼워집니다.
가벼워진 당신의 몸은 점점 높이 올라갑니다.

셋.
높이 더 높이

가볍게 더 가볍게
다시 한 번 숨을 들이마시고 내쉽니다.

넷.
더 높이 오릅니다.
가벼워지고 더 가벼워집니다.
숨을 깊이 들이마십니다.
차갑고 깨끗한 계곡 물이
몸 전체를 가득 채우는 것 같습니다.
높이 그리고 더 높이
가볍게 그리고 더 가볍게
이제 눈을 뜨면 현실로 돌아옵니다.

다섯.
눈을 뜹니다.
현실로 돌아온 걸 환영합니다.

11

인생의 마지막
다이어트를 위해

먼저 수고했다고 스스로를 격려해주자. 이제 당신은 '날씬하고 매력적인 나'로 향하는 길에서 가장 중요한 발걸음을 옮겼다. 여기까지 따라오면서 이미 긍정적인 효과를 경험했을 수도 있다. 느리지만, 조금씩 그리고 지속적으로 살이 빠지는 동안 예전보다 훨씬 편안한 마음으로 미래의 모습을 떠올리게 될 것이다. '내가 원하면 뭐든지 얻을 수 있어!'라는 마음가짐을 갖게 되어 미래를 보는 시각이 훨씬 긍정적으로 변했을 수도 있다.

10장에서 실시한 자기최면 유도문은 이미 여러 내담자들과 라디오 생방송을 들은 청취자들의 살을 빼는 데 큰 도움을 주었다. 이 유도문을 반복 활용하는 것은 다이어트 효과를 지속적으로 유지하는 데 효과적이다. 목표를 달성하기까지 계속 반복할수록 성공 확률이 높아진다. 지금까지 소개한 훈련 전부가 그렇다. 반복 학습한 행동은 기억 중추에 안정적인 기록을 남긴다. 실제로 다이어트 효과를 지속하려면 살찌는 습관에서 날씬해지는 습관으로 확실하게 전환되어야 하기 때문에 반복 학습은 그만큼 중요하다. 그래야 잠재의식이 불쑥 끼어들어 목표 달성을 위한 노력에 훼방을 놓지 않고 전폭적으로 지원을 하게 된다.

자기최면 다이어트

▌당신은 삶을 바꿀 자격이 있다

나 역시 살이 빠지기 시작한 뒤 목표가 눈앞에 보일 때까지 다이어트에 관한 주제를 반복적으로 다뤘다. 라디오 방송에서, 내담자와의 상담에서, 내 작업실에서 이 책을 집필할 때도 계속됐다. 최면 유도문을 조용히 읽으며 퇴고했고, 수정한 유도문을 소리 내 읽어보았다. 그리고 이 책에 수록한 의식과 명상을 반복했다. 이렇게 하나의 주제를 반복적으로 다루고 작업하는 과정은 일상에 변화를 가져온다. 그건 지극히 정상적인 현상이다. 모두가 아침에 일어나는 시간이 제각각인 것처럼 집중력과 받아들이는 능력도 사람마다 다르다. 그건 잠재의식에도 동일하게 적용된다.

이 책으로 자주 연습하고 여러 방식으로 시도한 만큼 더 빠르게 목표를 달성할 수 있으며 그만큼 효과도 지속된다. 매번 책을 처음부터 끝까지 읽지 않아도 된다. 마음이 가는 훈련이 수록된 페이지로 바로 이동해 반복해 연습해도 된다. 최면 유도문마다 그 내용을 깊이 생각해보라. 주변에도 유도문의 내용을 소개하고 경험했던 효과를 알려라. 이렇게 다이어트와 관련한 모든 활동에 집중하면 뇌에서는 여러 관련된 부위가 자극되기 때문에 새로운 습관이 자연스럽게 활성화된다.

모든 훈련, 의식, 최면 유도문의 효과는 사람마다 같지 않다는 것을 염두에 두어야 한다. 앞에서도 이미 언급한 것처럼 단번에 최면이나 훈련에 깊숙이 빠져드는 사람도 있지만 다소 냉담한 시각으로 바라보는 사람도 있다.

당신에게는 삶의 변화를 주도적으로 결정할 자격이 있다. 또한 최면 유도문의 표현도 그것을 활용하는 개개인의 생활 양식과 밀접한 관계가 있다. 악기의 현에서 나온 소리가 어우러져 음을 만드는 것처럼 각자의 잠재의식에 새겨진 경험을 통해 선택된 어휘마다 제각각의 의미를 지닌다. 예컨대 9장에서 소개한 자기최면 훈련 〈원하는 모습이 되는 법〉(189쪽)에 나오는 보라색을 좋아하지 않는다면 당신이 좋아하는 다른 색상으로 바꿔도 된다. 그 밖의 다른 최면 유도문과 의식도 마찬가지다.

나는 내담자와 상담할 때 주제와 관련된 최면 유도문만을 고수하지 않았다. 내담자의 잠재의식을 깊은 최면 상태로 유도하기 위해 여러 가지 방법을 병행했다. 때에 따라서 형식과 내용이 조금씩 다른 여러 유도문을 함께 활용했다. 이번 장에서 소개하는 최면 유도문 역시 상담실에서 자주 활용했고 성과도 좋았다. 그건 바로 나를 향한 선언이다(230쪽 참조).

선언은 잠재의식에 지금 당장 무엇이 문제인지 알려주며, 누가 진정한 주인인지 명쾌하게 정리해준다. 물론 그 주인은 당신 자신이다. 선언은 최면 유도문과 관점으로 구분된다. 선언에서는 '당신'으로 표현하지 않는다. 그 대신 쿠에의 전통적인 암시 기법처럼 1인칭인 '나'의 관점으로 진행된다. 그로써 정신이라는 악기의 또 다른 현을 활용하는 것이다. 앞서 진행한 '나 자신과의 계약'처럼 적극적으로 잠재의식에 책임과 의무를 부여하기 때문에 매우 효과적이다.

선언문 역시 다른 최면 유도문처럼 활용할 수 있다. 녹음한 뒤 잠들기 전이나 산책을 나설 때마다 듣는 것도 좋은 활용법이다. 그렇지만 거울 앞에 앉아 거울에 비친 자신의 눈을 바라보며 최면 유도문을 활용할 때 그 효과가 가장 좋다.

우선 골반 너비로 다리를 벌리고 서서 선언문이 수록된 책을 양손으로 쥔다. 자세를 곧게 세운 뒤 천천히 자리에 앉는다. 이때 복부의 장기가 흔들리지 않도록 차분히 진행하며 폐가 최대한 확장될 수 있도록 신경 쓴다. 〈엘먼 인덕션〉(89쪽)으로 시작한 뒤 열정을 담아 선언문을 큰 소리로 읽으며 온전히 집중한다. 한 문장 한 문장 읽을 때마다 잠시 멈추고 그 내용을 마음에 새긴다. 집중한 상태를 유지하며 거울 속에 비친 자신의 시선을 바라본다. 눈을 바라보며 하는 선언은 강한 의욕을 일으킨다. 자기기만은 불가능하며, 건강하고 날씬한 생활 양식은 당연하게 여겨진다.

만약 적당한 크기의 거울이 없거나 공공장소라면 우선 유도문을 조용히 읽고 머릿속으로 반복해본다. 이때 떠오르는 감정을 최대한 느낀다. "날씬해지고 싶다", "새로운 인생을 원한다"라고 선언할 때 촛불을 켜거나 조용한 클래식 음악을 틀어놓으면 집중하기가 훨씬 수월해진다. 당신은 분명 기억할 것이다. 이런 분위기는 알파파를 자극하고 은신처에 틀어박힌 잠재의식을 일상에 복귀하도록 이끈다.

다이어트뿐만 아니라 당신이 세운 모든 계획을 정진하도록 돕는 간단한 방법을 하나 소개한다.

러시아의 형태심리학자인 블루마 자이가르닉은 카페의 웨이터들이 복잡하고 많은 주문을 놀라울 정도로 암기한다는 걸 우연히 목격했다. 웨이터는 주문의 성격이 어떠하든 정확한 음식을 손님에게 전달했다. 계산을 할 때에도 웨이터는 손님이 먹고 마신 메뉴를 정확히 기억했다. 그러나 신기하게도 웨이터의 기억력은 계산이 완료되면 언제 그랬냐는 듯 깨끗하게 사라졌다. 웨이터에게는 해당 주문에 관한 정보가 더는 필요 없어졌기 때문이다. 웨이터의 뇌는 손님이 결제를 마치는 순간을 옛 기억을 지우라는 신호로 인지한 것이다.

이렇게 완료한 일보다 아직 완료하지 못한 일을 더 잘 기억하는 현상을 '자이가르닉 효과'라고 부른다.

이제 자신을 위해 자이가르닉 효과를 활용하자. 매일 하루에 몇 분씩만 투자해 이 책에 수록된 훈련을 시도하거나 다이어트 일기를 작성한다면 뇌와 잠재의식은 아직 완료되지 않은 것으로 받아들인다. 그렇게 되면 그와 연관된 모든 신경체계가 매번 활성화되고 차츰 고정된다. 그렇게 새로운 습관은 기억에서 지워지지 않고 계속 남아 새로운 본성이 된다. 새로운 습관이 자리를 잡으면 최근까지 유지하던 건강하지 못했던 예전 습관으로 돌아갈 가능성도 줄어들 것이다.

자기최면 다이어트

▌ 다이어트가 인생의 전부가 아니다

아마도 당신은 열정과 긍정적인 마인드로 이 책을 읽기 시작했을 것이다. 그러나 건강한 다이어트는 만족할 만한 성과를 보기 매우 힘들다. 가시적인 효과가 빨리 나타나지 않기 때문이다. 담배에 작별을 선언한 흡연자는 금연으로 성공을 쉽게 판단할 수 있지만 다이어트는 피하지방층에 가시적인 변화가 생길때까지 인내하고 기다려야 한다. 그러다 보면 사고의 오류가 일어나 잘못된 방향에 주목하는 경우가 생긴다.

이제 당신이 바라는 진정한 목표가 단순한 체중 감량이 아니라는 걸 직접 증명해보자. 체중의 변화는 목표를 달성하면 따라오는 부수적인 결과물에 불과하다. 날씬하고 이완된 행동 양식과 습관이 일상에 스며들면 체중 변화는 자연스럽게 따라온다. 그것은 날마다 노력해 이뤄낸 결과물이다. 정말 멋지지 않은가! 그걸 해낸 사람이 바로 당신이다. 나는 옆에서 방법을 안내했을 뿐이다. 이 모든 과정의 원동력은 당신 자신이었으므로 자부심을 가져도 좋다. 이제 당신이 가는 길을 즐겨라. 이미 그 길을 가고 있고, 당신 인생의 주도권을 가지고 있다는 사실에 기뻐해도 된다.

당신이 세운 계획을 놀이처럼 즐기며 충만한 호기심으로 다이어트를 한다면 그 과정에서 만나게 되는 좌절을 극복할 수 있다. 자기최면 다이어트에 적극 동참해 앞으로 벌어질 일을 함께 확인해보자. 몸이 정신에 어떻게 반응하는지, 그리고 반대는 어떠한지 살펴보자. 이런 변화를 통해 훨씬 더 이완되고 편안해지는지, 일상의 반복적인 습관에 변화가 생기는지도 점검하자.

물론 매순간 목표를 잊지 않도록 주의해야 한다. 온 힘을 다해 목표를 굳게 지키며 그 목표를 달성할 때까지 인내하고 기다리지 못한다면 그 길을 가는 즐거움도 사라진다. 정말 즐거웠던 시간을 떠올리며 그런 시간이 언제 다시 올지 아득하다고 생각하면 지금 이 순간은 고통스럽기만 할 뿐이다. 지금의 험난한 길은 당신을 목적지에 이르게 하는 과정이다. 날마다 당신은 목표를 향해 한 걸음씩 전진하고 있음을 잊지 마라!

▌때려치우고 싶을 때의 대처법

지금까지 당신에게 했던 조언을 명심한다 해도 좌절감을 안겨주는 상황은 언제라도 나타날 수 있다. 즐겁게 먹고 마시는 생일파티에서 기껏 만들어놓은 습관을 잠시 잊은 채 음식을 향해 달려들 수도 있다. 일주일에 딱 한 번씩 체크하는 체중계의 눈금이 꾸준히 내려가다가 어느 날 갑자기 반등하는 상황이 생길 수도 있다. 다이어트에 지나치게 몰입하다 보면 순간적으로 예전의 스트레스성 폭식으로 복귀하는 경우도 생긴다. 달콤한 향기를 풍기는 쿠키와 휘핑크림이 올려진 커피의 유혹을 참지 못할 수도 있다. 혹은 단계별로 정했던 목표를 완수하지 못했을 수도 있다.

자기최면 다이어트

다이어트를 하다 보면 이런 상황은 언제라도 일어날 수 있다. 이것은 지극히 정상적인 현상이며 절대로 심각한 것이 아니다. 단지 몇 번 이런 상황에 처했다고 해서 당신이 다이어트를 할 수 없는 사람이 되는 것은 아니다. 기억하는가? 당신은 무언가를 금지하고 제한하는 다이어트를 하고 있는 것이 아니라는 것 말이다! 중간에 포기하는 것 하나만 제외하면 무엇이든 해도 된다. 그러므로 현재 상태를 있는 그대로 인정하는 것에서 다시 시작하라.

한 번 혹은 두 번쯤 평소보다 더 많이 먹었다고 치자. 그래서 뭐가 문제인가? 스트레스를 받는 상황에서 평소보다 조금 더 먹은 덕분에 더 큰 스트레스를 막을 수 있었고 정신 건강에도 도움이 되었을지 모른다. 그렇다면 당신의 행동은 정당한 것이다. 가족 또는 친구들과 함께 즐거운 저녁 식사를 하며 맛있는 쿠키 몇 개, 커피 한 잔을 더 먹고 마셨다고 모든 게 무산되는 건 아니라는 말이다.

한순간 루저가 되었다는 기분이 든다고 스스로를 자학하지 마라. 이럴 때는 1장에서 소개한 〈생각을 바꾸는 최면〉(30쪽) 이 유용할 것이다. 이 훈련을 마친 뒤 예전에 세웠던 계획을 따라 다시 진행하면 된다. 필요하다면 다음 계획을 수정해도 된다.

일시적으로 살이 다시 쪘거나 체중 감소세가 정체됐다면 당신에게 있었던 변화를 떠올려보자. 혹시 엘리베이터가 없는 6층 건물에 살다가 최근 1층으로 이사하지 않았는가? 자전거로 출퇴근을 하다가 더위와 장마로 인해 지하철로 바꾼 것은 아닌가? 생활 방식에 약간의 변화만 생겨도 에너지 소비에 큰 영향을 끼친다. 원래 궤도로 돌아가기 위해 때로는 느슨해진 나사만 조여도 해결할 수 있다. (6장의 내용을 다시 차분하게 검토해보기를 권한다.) 그리고 자신의 잠재의식과 인터뷰를 실시해보라. 당신이 실패했다고 정의한 생각을 지워버리고 바꿀 수 있는 지금 이 순간에 최선을 다하는 것이다.

완만하지만 꾸준히 줄어들던 체중 변화가 갑자기 정체되면 스트레스가 되기도 한다. 처음에 휴가지에서 편안한 마음으로 이 책을 읽기 시작했다면 휴가를 마치고 집에 돌아온 지금은 다시 일상으로 돌아와 불어난 살을 빼기 위해 극도의 긴장 상태가 되었을 수도 있다. 그런데 야속한 상사는 그간 밀린 일을 책상에 산더미처럼 쌓아놓는다. 게다가 건강이 갑자기 나빠진 친척까지 돌봐줘야 하는 상황까지 발생한다면…….가족은 가족대로, 일은 일대로 속을 썩인다. 지금 당장은 살을 빼야겠다는 생각조차 떠올리지 못할 정도로 정신없는 상황의 연속이다. 그럴 때는 뒤에서 소개할 긴장 완화 및 이완을 유도하는 최면 유도문(232쪽 참조)을 적극 활용하라. 그러면 스트레스 가득한 최악의 시기를 극복하는 데 큰 도움이 될 것이다.

우선 시작하기 전에 두 가지를 준비하라. 먼저 마음을 편안하게 해주는 색상이 무엇인지 찾아본다. 다양한 색상을 바라보면 어떤 느낌이 드는가? 대부분의 사람들이 파랑색 혹은 초록색에서 편안함을 느낀다. 때로는 보라색 혹은 핑크색을 선호하는 사람도 있다. 간혹 아름다운 석양이 연상된다며 오렌지색을 선택하거나 밝고 긍정적인 기운이 좋아서 노란색을 고르는 사람도 있다. 무슨 색이든 무방하나 딱 하나, 붉은색 계열만 피하라. 이 강렬한 색상은 내면에 숨어 있는 위험한 상태를 깨우기 때문이다.

두 번째는 당신이 좋아하거나 오랫동안 들어도 거슬리지 않는 편안한 소리를 선택하는 것이다. 파도 소리, 창문을 두드리는 빗소리, 지저귀는 새소리, 기분이 좋아 그르렁거리는 고양이의 소리처럼 주변에서 만날 수 있는 자연의 소리도 훌륭한 선택이다. 부담 없는 은은한 클래식 음악 혹은 즐겨 듣는 조용한 재즈 음악도 좋다. 기억에서 떠올린 소리가 디지털 플레이어나 특별한 기기를 사용하지 않고도 내면에서 연상할 수 있는 그런 소리여야 한다는 것이 무엇보다 중요하다.

나는 강연 참석자들과 함께 스트레스에 대처하는 이 최면 훈련을 시행하며 큰 효과를 경험했다. 먼저 사람들에게 자신을 동양 무술 시합에 출전한 선수라고 연상하도록 했다. 동양 무술에서는 승리를 위해 상대의 에너지를 활용하곤 한다.

우리가 훈련하고 있는 최면이 추구하는 원리도 이와 비슷하다. 스트레스를 유발하는 부정적인 에너지가 긍정적이고 편안한 경험으로 전환된다. 이런 최면 기법을 규칙적으로 연습한다면 스트레스를 받지 않는 체질로 거듭날 수 있다. 따라서 신변에 무슨 일이 생겨도 침착함을 잃지 않게 된다. 거친 파도에도 꿈쩍하지 않는 바위처럼 그 무엇도 당신의 평온한 마음과 굳은 결심을 어지럽히지 못한다.

나의 선언

호흡할 때마다 몸은 점점 날씬해지고 건강해집니다.
호흡할 때마다 점점 행복해지고 자유로워집니다.
활력이 넘치고 분명한 동기와 샘솟는 영감을 느낍니다.

이제 육체적으로 배고픔을 느낄 때만 먹을 것입니다.
상처를 준 모든 것을 버릴 것입니다.
내 모습 그대로를 온전히 받아들이고 인정합니다.
확신으로 가득 찬 나 자신을 느낍니다.

지금 그대로의 몸을 인정합니다.
매 순간 현명하고 건강한 결정을 할 것입니다.
내 몸은 보물입니다.
내 몸은 최고만을 누릴 자격이 있습니다.
호흡할 때마다 행복해지고 자유로워집니다.

나는 내 몸이 가진 지혜를 완전히 신뢰합니다.
나는 내 몸을 즐깁니다.

나는 내 몸을 사랑하기에 긍정적인 변화를 원합니다.

나는 내 몸을 매일 보살필 것입니다.

나는 내 몸이 목표를 이루는 데 협조할 것을 믿습니다.

인생의 가장 큰 보물처럼 나를 소중하게 여깁니다.

내 몸은 건강할 자격이 충분합니다.

사랑받을 자격이 충분합니다.

내가 사랑하는 나의 몸이

내 영혼의 아름다운 집이라는 걸 잘 알고 있습니다.

나는 사랑이 충만한 인생을 살 자격이 있습니다.

변화를 시도할 때 내 생각을 적극 활용합니다.

나는 내 몸을 사랑합니다.

호흡할 때 긴장은 사라지고 이완됩니다.

호흡할 때 긴장은 사라지고 완전히 이완됩니다.

불꽃놀이

시작하기 전에 〈엘먼 인덕션〉(89쪽)이나 1장에서 소개한 〈생각을 바꾸는 최면〉(30쪽)을 3단계까지 실시한다. 최면 유도문을 녹음하기로 결정했다면 인덕션을 실시할 때 숫자를 거꾸로 세는 것을 추가해도 좋다. 긴장을 풀기 위해 10장에서 소개한 〈진심으로 원하면 날씬해진다〉(204쪽)의 시작 부분을 응용해도 좋다.

두 눈을 감습니다.

편안한 마음으로 긴장을 풉니다.

마음이 편안해지는 색상을 떠올립니다.

이제 상상합니다.

당신은 사방이 하얀 순백의 방에 앉아 있습니다.

그 방은 벽도 하얗고 바닥도 하얗습니다.

당신이 앉아 있는 의자도 하얗습니다.

주변을 잠시 둘러봅니다.

당신은 이곳에서 편안함을 느낍니다.

주변에서 소리가 들릴 때마다 더 편안함을 느낍니다.

내 말을 들으면서 더 깊은 이완상태가 됩니다.

당신을 둘러싼 사방의 벽에 영상이 비춰집니다.
불꽃놀이입니다.
다채로운 색을 뽐내는 불꽃이 벽을 가득 채웁니다.

이제 소리가 더해집니다.
시끄럽게 터지는 소리와 함께 불꽃이 에워쌉니다.
형형색색의 불꽃이 터집니다.

불꽃을 바라봅니다.
소리는 점점 커지고 서로 충돌하며 밝게 터집니다.
아름답지만 시끄러운 불꽃입니다.
굉음과 함께 터집니다.

이 불꽃의 색상들이 바뀌는 모습을 상상합니다.
불꽃은 당신이 편안함을 느끼는 색으로 변합니다.
불꽃은 그 색으로 완전히 물들어갑니다.
좀 더 자세히 상상합니다.
당신이 편안하게 느끼는 그 색으로만 불꽃이 터집니다.
사방이 온통 같은 색으로 빛납니다.

굉음은 여전하지만,

한 가지 색이 가득한 그곳에서 편안하게 이완됩니다.
바라보는 것만으로 긴장이 풀어지고
편안한 감정이 솟아오릅니다.

소리가 바뀌는 상상을 해봅니다.
더는 굉음이 들리지 않고 원하는 소리가 들립니다.
편안하게 이완시키는 소리가 들립니다.

불꽃은 하나의 색으로 밝게 빛나고
한없이 편안한 소리가 들립니다.

하나의 빛과 소리가 사방에서 반사되는 모습을 떠올립니다.
빛과 소리가 반사되어 방 전체를 채웁니다.
그렇게 반사되면서 몸에 스며듭니다.

이 빛과 소리로 전해지는 편안함이 몸을 가득 채웁니다.
이제 당신의 몸은 하나의 색으로 밝게 빛납니다.
내면에서 하나의 소리가 울리는 것을 느끼며 이완됩니다. 긴장을
완전히 풀어주는 빛이 당신에게서 뿜어져 나옵니다.

생각이 맑아지는 걸 느낍니다.
긴장했던 것이 모두 풀리고 완전히 이완됩니다.
이제 하나의 색으로 빛나고 하나의 소리가 울리는

당신의 정신과 신체가 맑아짐을 느낍니다.
완전히 이완됩니다.
모든 것이 명료해집니다.

당신의 내면이 하나의 색으로 빛나고
하나의 소리가 울려 퍼지는 동안
밖에서는 형형색색의 불꽃이 물들고 있습니다.
다시 굉음이 시작됩니다.
내면에서는 여전히 하나의 색으로 빛나고
하나의 소리가 울려 퍼지는 걸 느낍니다.

이 순간부터 당신은 깨닫습니다.
아무리 주변에서 불꽃이 터지고 굉음이 울려도
고요하고 이완된 당신은 하나의 빛을 뿜어냅니다.

긴장이 풀리고 편안함을 느낍니다.
생각은 점점 명확해집니다.
내면에서 울려 퍼지는 소리를 느낍니다.

불꽃의 소음은 사방에서 더욱 시끄러워집니다.
그렇지만 당신은 빛을 발산하는 동안
점점 더 평온해지는 것을 느낍니다.

주변을 수놓던 형형색색의 불꽃이 천천히 사라집니다.
그렇지만 당신은 여전히 하나의 빛과
하나의 소리 가운데 있습니다.

주변의 불꽃이 사라지면서
내면에서 뿜어져 나오던 빛과 소리도 줄어듭니다.
빛은 갈수록 희미해지고 소리가 줄어들더니
어느 순간 다시 하얀 방 한 가운데 앉아 있습니다.

이제부터 굉음과 함께 터지는 불꽃처럼
스트레스를 받는 상황이 생길 때마다
두 눈을 감고 떠올립니다.
편안한 빛이 내면에서 뿜어 나오던 모습을,
마음을 평온하게 진정시켜주던 소리를,
긴장이 풀리고 이완되었던 상태를.

이제 나는 셋까지 셀 것입니다.
셋을 세면 당신은 눈을 뜨고
현재로 다시 돌아옵니다.
완전히 이완된 상태로,
온전히 휴식한 상태로.
활력이 넘치는 상태로.

하나.

깊게 숨을 들이마시고.

몸 안에 공기를 가득 채웁니다.

둘.

맥박과 혈압이 안정됩니다.

셋.

이제 눈을 뜨고 기지개를 폅니다.

고대 로마의 철학자 세네카는 이렇게 말했다. "인간은 시간이 부족하다고 항상 불평하면서도 마치 시간이 무한정 있는 것처럼 행동한다."

우선 축하의 말부터 건네려 한다. 당신은 도저히 마음에 들지 않는 상태에 안주하며 불만만 가득한 채로 머무르지 않고 주어진 '시간'을 제대로 활용했다. 자신에게 가장 중요한 일을 해낸 것이다. 그건 바로 당신의 인생, 현실을 직접 재구성하는 일이다. 당신은 그것을 온전히 자력으로 완성했다. 진정한 의지와 소망이 담겨 있었기 때문에 가능했다. 이건 절대로 그저 그런 일이 아니다. 지금까지 자신에게 도움이 되지 않는 행동 양식을 버리고 인생을 풍요롭게 만드는 새롭고 긍정적인 행동 양식으로 대체했다.

시도한 지 얼마 되지 않아 거울로 보기에는 큰 차이를 발견하지 못할 수도 있지만 분명 변화를 느끼고 있을 것이다. 이런 노력을 꾸준히 이어가다 보면 당신이 꿈꾸던 '날씬한 나'의 모습이 눈앞에 나타날 것이며, 당신이 세운 목표를 정확히 달성할 것이라는 확신이 생길 것이다.

우리는 단순히 체중 감량과 다이어트만을 이야기한 것이 아니다. 여기서 가장 중요한 건 '내가 원하는 건 뭐든 할 수 있어!' 라는 확신이다. 딱 한 번만 제대로 체감하면 멋지고 행복으로 가득 찬 인생의 열쇠를 손에 쥔 것이나 다름없다. 그러면 인생이라는 긴 여정에서 갑자기 몰아친 시련이라는 파도에도 이리저리 요동치지 않고 안정적으로 서핑을 이어갈 수 있다. 더는 코코넛 껍질 속 설탕 조각의 유혹에 흔들리지 말자. 이제 선택은 모두 당신의 몫이다. 주도권을 쥐고 있는 사람은 그 누구도 아닌 당신 자신이다. 이제 그 권리를 적극 활용하라.

당신의 멋진 인생을 위해 건투를 빈다!

자기최면 다이어트

2018년 8월 27일 초판 1쇄 발행

지은이·얀 베커 ｜ 옮긴이·한윤진

펴낸이·김상현, 최세현
책임편집·김선도 ｜ 디자인·고영선

마케팅·김명래, 권금숙, 심규완, 양봉호, 임지윤, 최의범, 조히라
경영지원·김현우, 강신우 ｜ 해외기획·우정민
펴낸곳·(주)쌤앤파커스 ｜ 출판신고·2006년 9월 25일 제406-2006-000210호
주소·경기도 파주시 회동길 174 파주출판도시
전화·031-960-4800 ｜ 팩스·031-960-4806 ｜ 이메일·info@smpk.kr

ⓒ 얀 베커(저작권자와 맺은 특약에 따라 검인을 생략합니다)
ISBN 978-89-6570-669-4 (13510)

쌤앤파커스(Sam&Parkers)는 독자 여러분의 책에 관한 아이디어와 원고 투고를 설레는 마음으로 기다리고
있습니다. 책으로 엮기를 원하는 아이디어가 있으신 분은 이메일 book@smpk.kr로 간단한 개요와 취지,
연락처 등을 보내주세요. 머뭇거리지 말고 문을 두드리세요. 길이 열립니다.